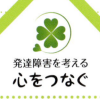

発達障害を考える
心をつなぐ

最新図解

支援のしかたで
子どもが変わる

発達障害の子どもたちを
サポートする本

お茶の水女子大学
名誉教授
榊原洋一 著

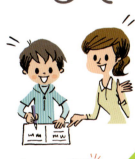

ナツメ社

子どもの発達障害に気づく チェックポイント40

周りの大人が発達障害に早く気づき、適切な支援をしてあげることで、子どもの生きづらさが改善されます。発達障害に気づくためのポイントを確認しておきましょう。

人とのかかわり方・コミュニケーション

1 一人あそびが多い

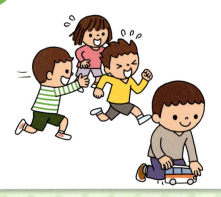

3 大人や異年齢の子のほうが気が合う

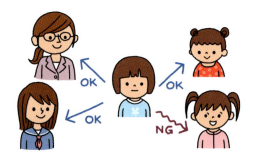

2 大人びた口調で一方的に話す

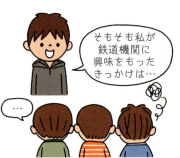

4 人の話や指示が聞けない

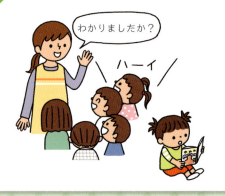

想像性・イマジネーション

5 相手に失礼なことを言ってしまう

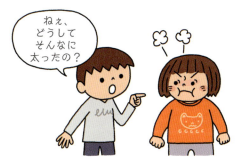

8 興味や関心にかたよりがある

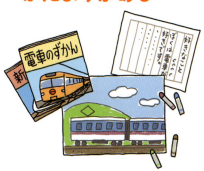

6 集団活動のなかでボーッとしてしまう

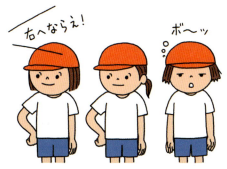

9 急な予定変更に対応できない

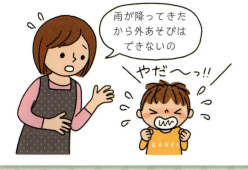

7 活動の切り替えが苦手

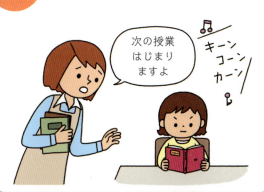

10 状況理解が弱く勘違いしやすい

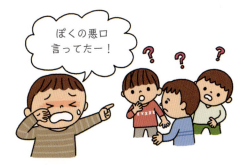

感覚

11 ざわざわした騒音が苦手

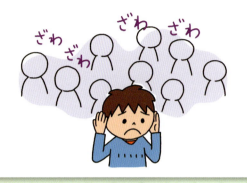

14 ピストル音や太鼓などの大きな音が苦手

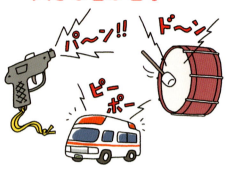

12 靴下をいやがりはきたがらない

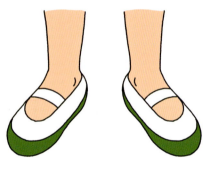

15 人に触られるのをいやがる

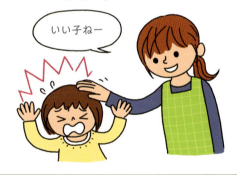

13 偏食が激しい

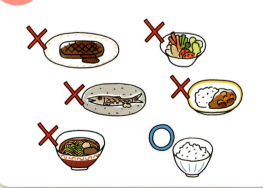

16 温度や痛みに鈍感、または過敏

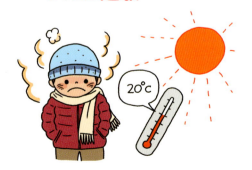

注意力・集中力

17 注意散漫で集中することができない

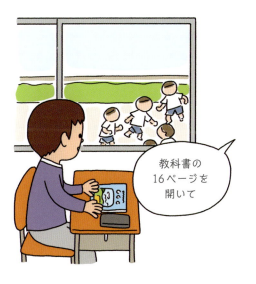

19 没頭すると周りが見えなくなる

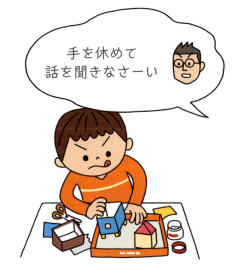

18 持ち物や宿題を忘れやすい

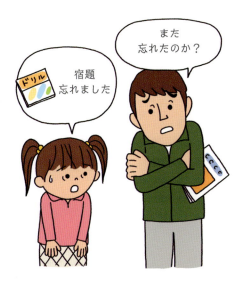

20 片づけや整理整頓が苦手

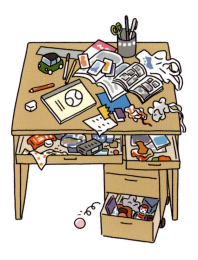

多動性・衝動性

21 あそびが次々と変わる

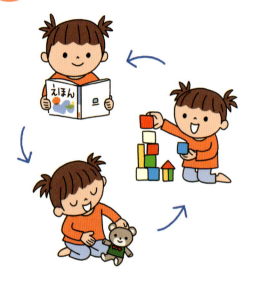

23 立ち歩きが多い

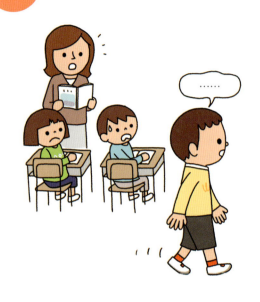

22 おしゃべりをはじめると止まらない

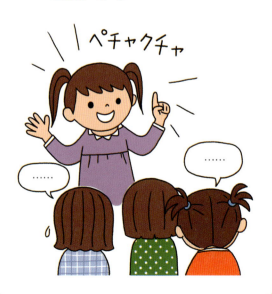

24 順番やルールが守れない

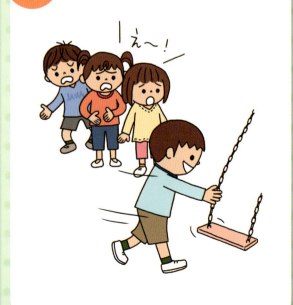

学　習

25　文字や行の読み飛ばしが多い

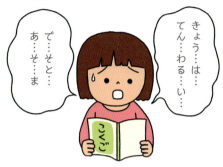

28　文字を書くときマスや罫からはみ出す

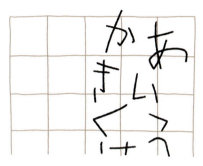

26　文字を正しく書けない

め が ね
↓
ねけぬ

29　簡単な計算ができない

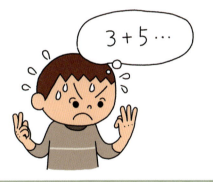

27　作文が苦手

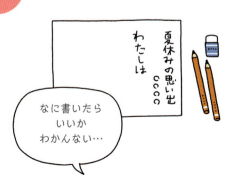

30　作業が極端に遅い

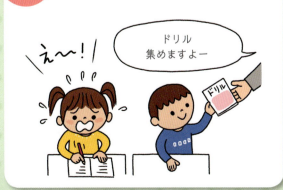

運 動

31 姿勢が保てずに寝転んでしまう

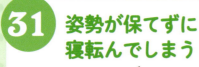

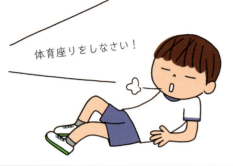

34 筆圧が弱い

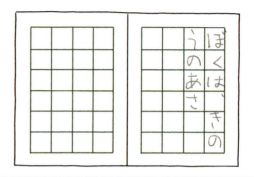

32 手先が不器用

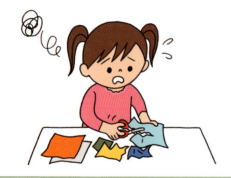

35 走る、跳ぶ、投げるなどの運動が苦手

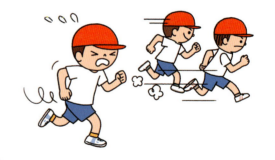

33 動きや力の加減ができない

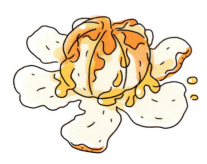

36 食べこぼしが多い

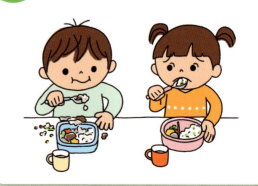

情緒・感情

37 極端なこわがり

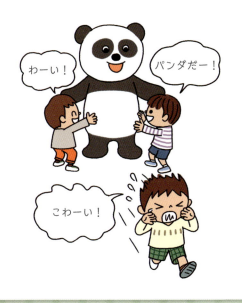

39 ささいなことでカッとなりやすい

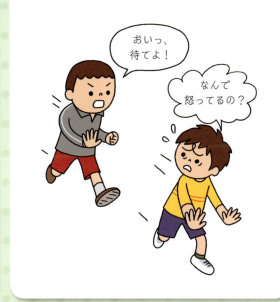

38 感情の起伏が激しい

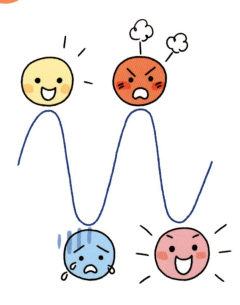

40 一度興奮するとなかなかおさまらない

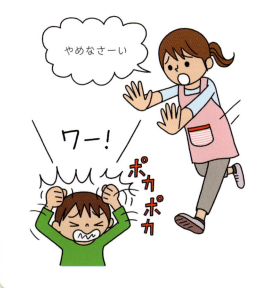

主な発達障害と特徴

ADHD（注意欠陥多動性障害）

「不注意」「多動性」「衝動性」の3つの特徴があります。落ち着きがなく、注意力が散漫で、思慮のない行動をとってしまいます。学校で友だちとトラブルを起こしてしまいやすく、"困った子"と思われてしまうこともあります。

よくみられる特徴
- 忘れっぽい　・落ち着きがない　・集中力が続かない
- 注意散漫　・考えてから行動できない　・待つことが苦手　など

自閉症スペクトラム

「社会性の障害」と「強いこだわり」という2つの特徴と、音や光、触感、匂いなどに対する感覚過敏や鈍麻がみられます。知的障害のある自閉症から、知的レベルの高いアスペルガー症候群までを含む自閉性障害の総称です。

よくみられる特徴
- 人の表情や気持ちが読めない　・比喩や皮肉がわからない
- パターン化されたものを好む　・予定変更や切り替えに対応できない　など

学習障害（LD）

「読む」「書く」「計算する」などの学習のうち、一部の教科の習得と使用に著しい困難を示す障害です。学習障害の8割は「ディスレクシア」（読み書き障害）だと考えられています。

よくみられる特徴
- 音読や黙読が不得意　・文字を正しく書けない
- 計算が苦手　・図形の理解が困難　・文章題が解けない　など

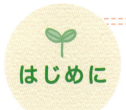

はじめに
現場で必要なのは子どもへの具体的な接し方

　本書を世に出すにあたり「やっと読者の方に本当に役立つ本ができた」という満足感を感じています。

　小児神経の専門医として、20年ほど前に発達障害の重要性に気づき、家庭や学校で発達障害のために生きにくさを感じている子どもと、子どもを取り巻く親御さんや園・学校の先生方に有用な情報を提供したいという気持ちで、臨床経験を積みながら本書のような一般書を多数発刊してきました。

　はじめのころは、まず発達障害とはどういうものなのか、どのような行動の特徴があるのかといった内容が中心でした。それでも、まだ発達障害についての知識が十分に行き渡っていなかったために、たくさんの読者の方に読んでいただくことができました。

　しばらくして、発達障害とは何かといった内容の講演会で、参加者の方から「発達障害の概念はわかった。でも私が知りたいのは、私の教室(園)にいる子どもに、具体的にどのように接したらよいのかということだ」という内容の質問を受けることが多くなりました。発達障害の子どもへの「一般的」あるいは「理論的」な対応の方法についてはお答えすることができましたが、実際の園や学校の現場を知らない私には、お答えすることができず歯がゆい思いでいました。

　数年前、アメリカのインクルーシブ教育を行っている学校を見学したときに、アメリカではすでに大勢の教師の対応策を集めた本があることを知りました。文部科学省から研究費をいただき、日本でも教育の最前線におられる400名の教師の方々の対応策を収集する研究を立ち上げ、2800例の具体的で有効な対応例を集めることができました＊。

　本書ではその具体例を参考にし、家庭や園・学校でみられる子どもたちの困難に実際に有効であった対応策の解説を、編集の基本方針に据えました。でき上がった本書を見て、その目的が十分に果たされたという思いがこみ上げてきます。

　最後になりますが、はじめに一般向けの本を出すときから編集をお手伝いいただき、本書でもご尽力くださった石原順子さん、編集にご協力いただいたみなさんに感謝いたします。

榊原　洋一

＊平成23年度〜25年度　文部科学省　科学研究費補助金研究成果報告書

contents

巻頭 子どもの発達障害に気づくチェックポイント❹⓪ ……… 2

- 人とのかかわり方・コミュニケーション
- 想像性・イマジネーション
- 感覚
- 注意力・集中力
- 多動性・衝動性
- 学習
- 運動
- 情緒・感情
- 主な発達障害と特徴

1章 発達障害のある子どもたち

ちょっと変わった子どもたち ……… 18
集中力がない／忘れっぽい／じっとできない／すぐにキレてしまう／こだわりが強い／特定の教科が不得意／人に合わせるのが苦手／不器用

発達障害ってどんな障害？（1） ……… 20
どんな種類があるの？／治るの？／原因は？／いつわかるの？

発達障害ってどんな障害？（2） ……… 22
「実行機能の障害」とは？／「脳の機能障害」とは？／発達障害は誤解されやすい／障害のある子も発達する？

ADHDとは？（1） ……… 24
ADHDの特性／ADHDの3つのタイプ／ADHDの子どもの困難／併存症は？

ADHDとは？（2） ……… 26
診断方法は？／効果的な対応

自閉症スペクトラムとは？（1） ……… 28
自閉症スペクトラムの特性／自閉症とは？／アスペルガー症候群とは？／乳幼児期の特徴／自閉症スペクトラムの子どもの困難

自閉症スペクトラムとは？（2） ……… 30
診断方法は？／支援の方法は？／治療の考え方

学習障害（LD）とは？（1） ……… 32
学習障害の特性／ディスレクシアとは？／学習障害の子どもの困難／学習障害と学習困難／発達性協調運動障害とは？

学習障害（LD）とは？（2） ……… 34
診断・判断の方法は？／効果的な支援の方法は？／訓練による克服は逆効果？

ほかの障害を併存・合併しやすい ……… 36
発達障害の併存症／発達障害の合併症／起こりやすい併存症・合併症

早い気づきと支援が大切 ……… 38
なぜ早い気づきが大切なの？／どこでだれが気づくべきなの？／気づきのポイント

相談から支援へとつなぐ ……… 40
親が「園や学校」に伝える／園や学校が「親」に伝える

医療機関の受診のしかた ……… 42
小児神経科か児童精神科へ／育児日記や通知表を持参する／診断に時間がかかるケースも／診断をつけることが目的ではない

親子を変えるペアレントトレーニング（1） … 44
ペアレントトレーニングとは？／ペアレントトレーニングのプログラム／ペアレントトレーニングの実践

親子を変えるペアレントトレーニング（2） … 46
ペアレントトレーニングのポイント

column
発達障害は本当に増えているのか？ … 48

2章　支援のしかたで子どもが変わる—家庭編

生活リズムを整える …………… 50
- テレビやゲームにのめり込ませない

一人でトイレを使う …………… 52
- 就学前までに一定間隔でトイレに行く習慣づけを

衣服の着脱をする …………… 54
- できない子どもにはスモールステップで教える

食事のマナーを守る …………… 56
- 食事は楽しい時間と思わせる工夫を

顔や体を洗う …………… 58
- 洗う手順を親が見せてまねをさせる

話や指示を聞く …………… 60
- 注意力や聴覚の弱さを補うサポートを

指示に従う …………… 62
- 指示に従えない原因を探ることが重要

お手伝いをする …………… 64
- 社会で役割を担うことの大切さを実感させる

きょうだいとのかかわりに配慮する …… 66
- 不公平感を抱かせない配慮が必要

適切に行動を切り替える …………… 68
- こだわり自体は否定せず関心を変える働きかけを

外出先で適切に行動する …………… 70
- 見通しをもたせて安心感を与える

危険な目にあわせない …………… 72
- 大人が声をかけ危険なことを理解させる

パニックを回避する …………… 74
- パニックの原因となる状況をつくらない

的確に意思表示をする …………… 76
- 社会のなかで必要な自分の考えを表す力

感情をことばで表現する …………… 78
- 感情をことばにして周囲の理解を得る

状況に合わせて話をする …………… 80
- 相手に合わせた話し方を教える

友だちとコミュニケーションをとる …… 82
- 人の感情や場の空気を読む練習を重ねる

怒りや衝動を抑制する …………… 84
- かんしゃくに対しては無視を貫く

攻撃的な言動をしない …………… 86
- 注意するよりも、上手にふるまえたときにほめる

社会ルールを守る …………… 88
- ルールを守ってよかったという経験が必要

身だしなみを整える …………… 90
- 鏡を見て衣服を整える習慣づけが大切

整理整頓をする …………… 92
- 部屋が散らかる前にこまめに声かけをする

忘れ物を減らす …………… 94
- 短期記憶が弱くても忘れない確実な方法を

時間を気にしながら行動する …………… 96
- 時間の経過を意識できるよう配慮する

課題や宿題に集中して取り組む …………… 98
- 本人の集中力に合わせ無理なく対応する

急な変更に対応する …………… 100
- 変更は最小限にとどめる配慮を

自信をもつ …………… 102
- ネガティブなことは言わずプラス思考に導く

得意なことを見つける …………… 104
- 得意な分野で活躍できる機会を

新しいことにチャレンジする …………… 106
- 根気よく働きかけて成功の喜びを味わわせる

column
ADHD（注意欠陥多動性障害）の治療は必要か？ …………… 108

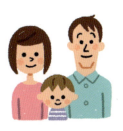

3章　支援のしかたで子どもが変わる ―園・学校生活編

タイミングよくトイレに行く ……… 110
- トイレの環境を改善し不安や恐怖を取り除く

マナーよく食べる ……… 112
- 食事のメンバーに配慮して見守る

服を着替える ……… 114
- 時間がかかる子には早めに着替えさせる

感覚過敏への対応 ……… 116
- 反応しやすい状況をつくらないようにする

自分を傷つけない ……… 118
- 自傷行為がはじまったら刺激せず見守る

着席する ……… 120
- 静かに着席することが集団活動の基本姿勢

おしゃべりをしない ……… 122
- しゃべってもよい時間をあえて設定する

行事に参加する ……… 124
- 緊張や不安をやわらげる対応を考慮する

校外（園外）活動に参加する ……… 126
- 活動の行程表をつくり見通しをもたせる

迷子にならないようにする ……… 128
- 道順や位置関係を覚えるまで付き添って支援する

離室への対応 ……… 130
- 無理に引き止めず「ガス抜き」をさせる

話を聞いて理解する ……… 132
- 視覚情報も加えて理解を促す工夫を

指示に従う ……… 134
- すぐに従えないときは気持ちを切り替えさせる

整理整頓をする ……… 136
- クラス全体で取り組み苦手な子には個別に指導

物をなくさない ……… 138
- 机の上に出した物をそのままにしておかない

作業や課題にすぐに取りかかる ……… 140
- 切り替えが難しければ少し時間の猶予を与える

課題を最後までやり遂げる ……… 142
- 課題を小分けにし少しずつ取り組ませる

作業をていねいにする ……… 144
- 数や速さではなくていねいさを評価する

行動をスムーズに切り替える ……… 146
- 残り時間を見せながら切り替えの準備をさせる

急な変更に対応する ……… 148
- 対応しきれないときは個別の活動を許容する

状況に応じて待つ ……… 150
- 待たせ方を工夫して見通しをもたせる

ルールに従う ……… 152
- 感情をことばにして周囲の理解を得る

自分の考えを的確に伝える ……… 154
- 感情をことばに表すと自身の理解も深まる

状況に合わせて話す ……… 156
- 人前でスピーチをする練習を重ねる

友だちとコミュニケーションをとる ……… 158
- 無理のない範囲で人とかかわる機会をもたせる

怒りや衝動を抑える ……… 160
- 自分に合った怒りの抑え方を見つける

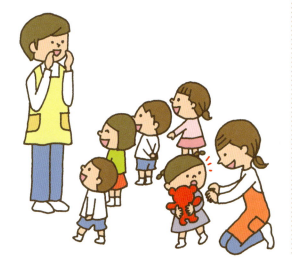

友だちとの衝突を避ける……………… 162
● 乱暴以外の方法で自分の気持ちを伝える
過度の身体接触を避ける……………… 164
● スキンシップではなくことばで親しみを表す
からかわれたときの対応……………… 166
● からかわれたまま放置しておかない
欠席や遅刻への対応…………………… 168
● 家庭から連絡がなくても働きかけを続ける
グループ内で役割を担う……………… 170
● 役割を担うことで成果を得る経験を積む

グループ活動に参加する……………… 172
● 班のメンバー構成には配慮が必要
不適切な発言をしない………………… 174
● 使ってはいけないことばと使いたいことばを明確にする

column
発達障害の子どもといじめ…………… 176

4章 支援のしかたで子どもが変わる─学習編

読み
読み飛ばしを防ぐ……………………… 178
● 「音読補助シート」で行の読み飛ばしを防ぐ
似ている字・語句を判別する………… 180
● 間違えやすい文字を取り出して比較する
細部まで正確に読む…………………… 182
● ゆっくり読むことで読み間違いを減らせる
黙読して内容を理解する……………… 184
● 「読み」と「理解」を分けて別々に取り組ませる

書き
はみ出ないように書く………………… 186
● 点結びや線結びで不器用さを改善する
文字を正しく書く……………………… 188
● 「ゆっくりていねいに」を心がけて書かせる
自分の考えを文章にまとめる………… 190
● パターン化された文をたくさん書かせる

算数
計算ミスをしない……………………… 192
● ブロックやおはじきで数の概念を理解させる
目盛りを正しく読み取る……………… 194
● 目盛りを凝視しながら数えるスキルが必要

空間図形を理解する…………………… 196
● 平面と立体を照合させて理解を深める
文章題を解く…………………………… 198
● ヒントを与えて解答へと導く
分数・小数を理解する………………… 200
● 小数、分数に苦手意識をもたせない

実技
運動の不得意さへの対応……………… 202
● 「やる気がない」という誤解を受けやすい
手先の不器用さへの対応……………… 204
● 負担を減らして楽しく取り組めるように
手順に従って製作活動を行う………… 206
● 手順を確認しながら作業を進められるように

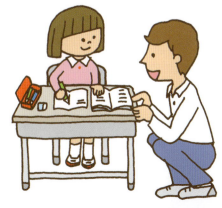

全般

授業のペースについていく ……………… 208
● 気になる子の机を授業中に見て回る

実験や実習に参加する ………………… 210
● 班の一員として得意分野で役割を担う

覚えたことを定着させる ………………… 212
● 量を少なくし優先順位をつけて覚える

課題や宿題を提出する ………………… 214
● 家庭と連携を図り忘れない工夫をする

column
「インクルーシブ教育」とは何か …… 216

5章 生涯を通じた支援のために

幼稚園選び・学校選びのポイント ………… 218
多様な価値観を認める園・学校へ／園・学校は必ず見学する／園長先生・校長先生に会う／子どもの意見を尊重する／「通いやすさ」も重要なポイント

就学を支援する ………………………… 220
園の先生に相談する／就学相談を活用する／広がる就学支援体制／就学先の変更

学校で受けられる支援 ………………… 222
学校によって異なる支援の手厚さ／通常学級でも個別の支援は受けられる／通常学級か特別支援学級か

思春期以降の課題と支援 ……………… 224
思春期の心の発達／発達障害のある子の思春期／求められる支援とは？

進路選択を考える ……………………… 226
中高のキャリア教育が出発点／自分の適性を見極める／大学進学を考えるときの留意点／大学入試を支援する制度／向いている仕事／一般就労と障害者就労

大人になってからの課題 ……………… 228
職場で生じやすい課題／家庭で生じやすい課題

大人の発達障害の問題 ………………… 230
周囲の目が厳しくなる／身近な理解者がいなくなる／支援を受けにくくなる／大きなトラブルに発展しやすい／医療機関・相談先が少ない／大人になって気づかれるケース

ソーシャルスキルトレーニングを受ける … 232
ソーシャルスキルとは？／ソーシャルスキルトレーニングとは？／なぜ必要なの？

ストレスをため込まない ………………… 234
ストレスを抱えやすい／ストレスに弱い／ストレスをためると…

身近な理解者を得る …………………… 236
大人になっても支援は必要？／支援を受けたくないというケース／どんな理解者・支援者が必要？

自分らしい生き方を見つける …………… 238
長所・短所をマネジメントする／苦手をカバーする環境整備を／完璧を求めない／"自分らしさ"を追求する

本文中のアイコンの説明

2～4章の項目の上にあるアイコンは、それぞれの障害に対しての関連度や、対応策の有効度を示しています。

◎ ＝「より障害にかかわりがある」
　　または「より有効であった対応策」

○ ＝「障害にかかわりがある」
　　または「有効であった対応策」

1章

発達障害のある子どもたち

落ち着くことができない、人と合わせることが苦手といった発達障害の特性のために、生活上の困り感を覚えている子どもがいます。こうした子どもへの理解を深めるために、まず発達障害の基礎知識について学びましょう。

ちょっと変わった子どもたち

集中力がない

ひとつのことに集中して取り組むことが難しく、すぐに飽きたり、気が散ってしまいます。とくに地道な作業や関心の低いことに、自分を制して取り組むことが苦手です。一方、興味のあることにはのめり込みやすい傾向があります。

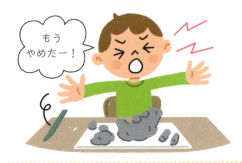

じっとできない

授業中や朝会でじっとしていることが苦手で、落ち着きがなく、体の一部を動かしたり、その場を離れて立ち歩いてしまったりします。黙っていることも苦手で、静かにしなければいけない場面でおしゃべりをしてしまうこともあります。

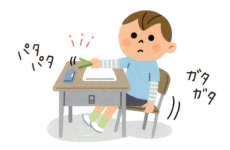

忘れっぽい

短期的な記憶力が弱く、大切なことを頭の片隅にとどめておくことが苦手です。持ち物や宿題を忘れやすく、注意を受けたこともすぐに忘れてミスをしてしまったりします。人との約束を忘れてしまい、友人関係に溝ができることもあります。

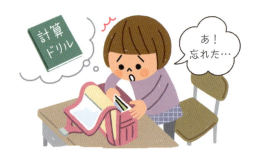

すぐにキレてしまう

ささいなことでカッとなりやすく、いったん怒りに火がつくと、コントロールすることが難しくなります。攻撃的になって乱暴してしまうこともありますが、相手に強い敵意をもっているわけではなく、しばらくして怒りがおさまると、何事もなかったかのように落ち着きます。

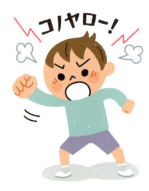

ふだんはふつうに見えるのに、ある状況に置かれたときに少し風変わりに見える子どもたちがいます。その風変わりな特性は、発達障害からきているものかもしれません。はじめに発達障害によくみられる特性を紹介します。

1章 ちょっと変わった子どもたち

こだわりが強い

自分の決めたやり方やルールの通りに行動できなかったり、活動を急に打ち切られたりするとパニックになることがあります。こだわっている物や事柄、方法が奪われたり、否定されたりすることで強い不安を覚えるものと考えられます。

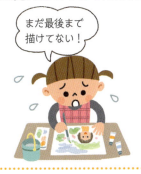

人に合わせるのが苦手

他者への関心が低く、人と共感したり、協力したりすることが苦手です。相手の考えや立場を踏まえてコミュニケーションをとったり、集団生活で大勢に合わせて行動したりすることが難しく、人づきあいにつまずきやすいといえます。

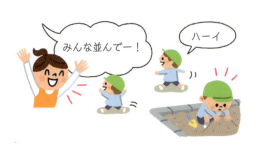

特定の教科が不得意

知的発達の遅れがないのに、読み書き、計算などのうち、一部の教科の学習に著（いちじる）しい困難がみられます。不得意分野の現れ方はまちまちで、できる分野もあるため、本人の努力不足といった誤解を受けやすいといえます。

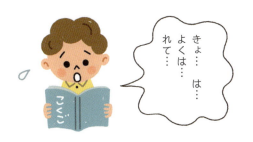

不器用

運動が不得意、手先が不器用などの特性があり、通常の練習ではなかなか上達しません。手足の動きがかみ合っていなかったり、筋肉の力の入れ具合の微調整が利かずにスムーズな動きができず、体育や図工でつまずきやすくなります。

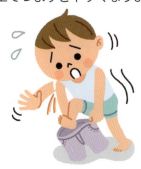

発達障害ってどんな障害？(1)

どんな種類があるの？

発達障害には、主に以下のような種類があります。自閉症以外は知的な遅れをともなわないのが特徴で、いくつかを併せもつケースも少なくありません。

ADHD（注意欠陥多動性障害）
多動性、衝動性などの生活上の困難がある。

自閉症スペクトラム
（自閉症、高機能自閉症、アスペルガー症候群など）
対人関係の難しさや、こだわりの強さなどによる生活上の困難がある。

学習障害（LD）
「読む」「書く」「計算する」などの学習上の困難がある。

原因は？

発達障害は、生まれつき脳機能の一部が通常とは異なる働き方をしてしまうようになることで引き起こされると考えられています。こうしたことは、近年の脳科学の研究で明らかになってきました。

したがって、発達障害は「生まれつきの障害」であり、親の育て方や生育環境が原因で、発症するものではありません。

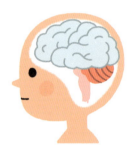

治るの？

原因となっている脳機能の障害そのものを治すことはできません。しかし、適切な行動のとり方を覚え、日常生活に必要なスキルや、人と円滑(えんかつ)にコミュニケーションをとるためのスキルなどを学び、身につけていくことによって、つまずきを解消していくことができます。

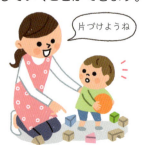

片づけようね

いつわかるの？

発達障害の行動特性が現れるのは乳幼児期で、親や周囲が気づくようになるのは、おおむね3歳前後です。

親と目を合わさない、発語が遅いといった特徴のある自閉症が最も早く気づかれます。

そのほかの発達障害は、幼稚園などの集団生活がはじまり、他児と比較することで気づかれやすくなります。

学習障害は就学後に明らかになります。なかには、社会に出てから人間関係などでつまずき、はじめて発達障害とわかるケースもあります。

発達障害は、発達過程で気づかれる行動や認知の障害の総称です。子どもの６〜７％にみられ、全国で67万人いると推計されます。脳の機能障害が原因で生じるもので、障害の種類によって特性の現れ方はまちまちです。

❋ 発達障害が疑われる子は約67万人いる ❋

2012年に文部科学省が行った調査では、全国の小中学校（通常学級）に、発達障害の疑いのある子どもが6.5％、人数にして約67万人いると報告されています。この数字を40人学級で考えると、１クラスに平均２〜３人ずつ存在していることになり、非常に身近な障害であることがわかります。また、発達障害は男子に多いことも知られています。

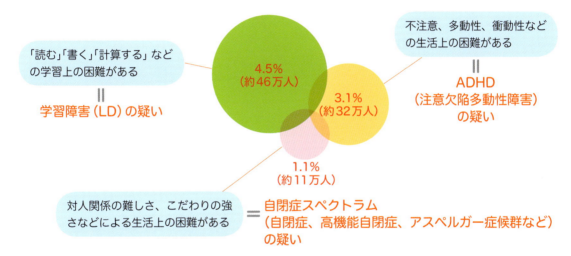

注）全国の公立小中学校の通常学級に在籍する児童生徒の行動特性について、担任教師が回答した結果に基づいている。
出典：文部科学省「通常の学級に在籍する発達障害の可能性のある特別な教育的支援を必要とする児童生徒に関する調査」(2012年)

発達障害の診断名について

医師などの専門家が使用している診断基準（DSM）が2012年に改訂されたのにともない、日本精神神経学会が日本語の診断名も「注意欠陥多動性障害→注意欠如多動症」、「学習障害→（限局性）学習症」のように変更することを提案しています。

しかし、障害の中身が変わらないのに、診断名だけを変えることに不安を感じる患者さんが多いこと、症状をあらわすことばではない「学習」などに「症」をつけて「学習症」とすることには違和感があることなどから、本書では、従来の日本語診断名を使います。

発達障害ってどんな障害？(2)

「実行機能の障害」とは？

発達障害は「実行機能の障害」ともいわれています。「実行機能」とは、「何かを実行するために必要な機能」のことです。

たとえば、宿題をやりとげるためにもさまざまな「実行機能」が必要です。「宿題があることを覚えておくこと」もそのひとつです。また、宿題に取りかかるために、「あそびに行きたいのをがまん」したり、「最後までやりとげるために集中」したりすることも重要な「実行機能」です。

発達障害のある子どもは、このような「実行機能」の障害から、その場に適した行動がとれないと考えられています。

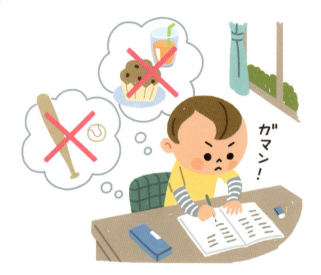

「脳の機能障害」とは？

私たちの脳のなかでは、140億個以上の神経細胞が互いに情報を伝え合いながら神経ネットワークを構築しています。その神経伝達によって、感情や思考、判断、記憶、運動などの多様な活動が行われているのです。こうした脳の働きを「脳機能」といいます。

この脳機能の一部に障害が起こると、場に応じた感情がもてなかったり、適切な判断が行えなかったり、記憶力が低下したりします。発達障害は、こうした脳機能の障害の現れといえます。

発達障害に共通する3つの特徴

❶ 脳（中枢神経系）の機能障害である

❷ 原因はさまざまであるが、乳幼児期に行動特性（症状）が現れる

❸ 行動特性は病気の症状のように進行していくものではなく、本人の発達や周りからの働きかけによって変化する

この3つの特徴は、発達障害を正しく理解し、子どもを効果的に支援していくうえで重要なポイントとなります。

発達障害は「実行機能の障害」といわれています。「実行機能」とは、情報をもとに的確に状況判断をし、その場に適した行動をとる機能のことです。この機能につまずきがあると、適応行動をとることが難しくなります。

発達障害は誤解されやすい

「実行機能の障害」は、それが「障害」であるとは気づかれにくいという特徴があります。たとえば、子どもが「宿題を忘れた」ときに、周りの人はたいてい故意にやらなかったのだろうと考えます。うっかり忘れてしまったり、集中して宿題に取り組めなかったりすることが、本人の意図ではなく、障害によって引き起こされているとは想像しにくいのです。

また、発達障害の多くは知的な遅れがないために、日常生活では目立ったつまずきや問題がないように見えます。一見、「ふつうの子」と変わらないのです。

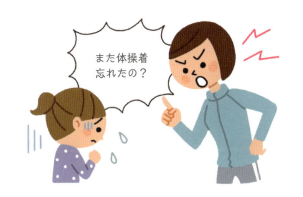

そのため、「やればできるはず」なのに、宿題をやってこなかったのは、「怠けているから」「反抗的だから」といった誤解を受けやすい傾向があります。

障害のある子も発達する？

脳の機能障害は手術や薬で治すことはできませんが、本人の発達や周りの働きかけによって、不適切な行動特性を改善することはできます。発達障害のある子どもも、発達を続けていくことに変わりはありません。適切な支援や働きかけによって、子ども自身に備わっている潜在能力を引き出すことは十分できるのです。

たとえ、ひとつの機能に障害があり、うまく実行できないことがあったとしても、その機能を補う別の機能に働きかけることで、できなかった行動が実行できるようになります。

✱ 障害のある子にも潜在能力がある ✱

適切な支援・指導を行い、潜在能力を引き出してあげることで…

↓

不適応を改善することができる

ADHDとは？(1)

ADHDの特性

ADHD（注意欠陥多動性障害）の行動特性には、以下の3つの特徴があります。
1. 不注意（注意力の不足）
2. 多動性（落ち着きのなさ）
3. 衝動性（衝動的な言動をコントロールすることの難しさ）

こうした特性は、自分自身をうまく制御できないことで生じるものです。具体的には、次のような行動特性があります。

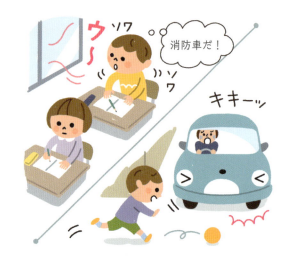

よくみられる行動特性
- 忘れっぽい
- 落ち着きがない
- 集中力が続かない
- 注意散漫
- 考えてから行動できない（感情のブレーキが利かない）
- 待つことが苦手
- かんしゃくを起こしやすい
- 事故にあいやすい

ADHDの3つのタイプ

ADHDは、「不注意」「多動性」「衝動性」の現れ方の違いにより、3つのタイプに分類されます。

不注意型
「不注意」の特性が最も強く現れ、「多動性」「衝動性」があまりみられないタイプ

物忘れが多く、注意散漫で、ボーッとしやすいのが特徴です。教室ではおとなしく目立たないため、障害に気づかれにくい側面があります。女子に多い傾向があります。

多動性・衝動性型
「多動性」「衝動性」が強く現れるタイプ

落ち着きがなく、おしゃべりが止まらなかったり、授業中に立ち歩いたりします。ささいなことでカッとなりやすく、乱暴な子と敬遠される傾向があり、大人から叱責を受けやすいといえます。男子に多いのが特徴です。

混合型
「不注意」「多動性」「衝動性」のすべての特性が現れるタイプ

ADHDのすべての特性が現れるタイプで、ADHD全体の8割をこのタイプが占めています。

「不注意」「多動性」「衝動性」の3つの特徴をもつ発達障害です。うっかりミスをしたり、友だちとトラブルを起こしたりすることから周囲の信頼を得にくく、"困った子"というレッテルを貼られやすいといえます。

ADHDの子どもの困難

ADHD特有の不注意、多動性、衝動性のために、だれよりも子ども自身が日常生活においてさまざまな困難を抱えます。

①学業成績の不振

授業に集中できない、忘れ物が多いなどの理由で、学習進度が遅れたり、テストなどで良い成績が得られなかったりします。

②人間関係のつまずき

待つことができず自分だけしゃべりすぎたり、カッとなりやすかったりするため、友だちから敬遠されてしまいます。

③自尊感情が育まれない

周囲の大人から叱責されたり、友だちからからかわれたりしやすく、自分に自信がもてなくなります。

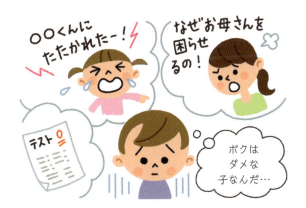

併存症は？

ADHDと併存しやすい発達障害には、学習障害、アスペルガー症候群、自閉症、トゥレット症候群などがあります。併存症があると、生活上、学習上の困難がより大きくなるため、きめ細やかな支援や指導が必要となります。

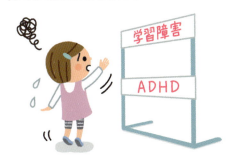

🍀 ADHDの"マーチ"

ADHDの子どもは反抗心をもちやすく、反抗挑戦性障害（大人に反抗し、挑発的な行動をとる状態＝反抗挑戦性症）を経て、行為障害（反社会的な行動をとる状態＝素行症）や不安障害、うつ病へと進行していくリスクがあります。このように、ADHDの子が年齢とともに社会的、精神的に深刻な状態へと進んでいくことを「ADHDのマーチ」と呼んでいます。叱責や非難を減らし、良い面を見つけてほめる機会を増やし、自尊感情を育むような接し方を心がけることが肝要です。

1章　ADHDとは？(1)

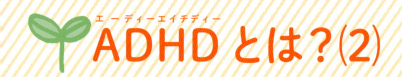

ADHDとは？(2)

診断方法は？

診断を受けられる場所
- 小児神経科
- 児童精神科
- 発達外来　など

問診、心理テスト、生育歴や家族歴などをもとに、発達障害の専門医が診断を行います。子どもの行動特性を知るために、幼稚園・保育園の連絡帳や学校の通知表などが参考になることもあるので、受診の際に持参することが求められます。

診断に時間がかかるケース
- ほかの障害を併存しているケース
- 行動特性が似ているほかの障害や別の原因が考えられるケース　など

薬による治療法

ADHD治療薬には、特有の自己制御の弱さを改善するコンサータやストラテラなどがあります。服薬した人の8〜9割に、集中力の高まりと落ち着きが出て、生活上の困難が減る効果があることがわかっています。また、この薬には、うつや非行などの二次障害の予防効果や、副作用が少ないなどのメリットも明らかにされています。

以前は、薬はほかの方法を用いても改善がみられないときの"最終手段"と考えられていましたが、最近では中心的な治療法として確立されています。

効果的な対応

ADHDの子どもには、薬による行動改善、環境改善、行動療法の3本柱で対応することが効果的です。薬の効果によって子どもの自己抑制力が発揮されるようになると、子ども自身が適応行動をとるためにどうしたらよいかを理解し、行動に移せるようになります。

また、視覚刺激、聴覚刺激を減らす環境づくりを心がけることで、気が散りにくくなり、集中を維持できるようになります。

薬による行動改善、環境改善、行動療法のどれかを試すのではなく、3つ同時に取り組むことで、より高い効果が得られます。

✻ 3本柱で対応する ✻

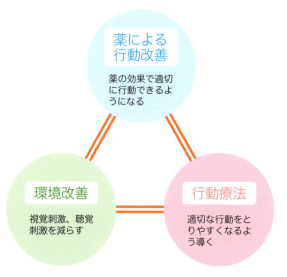

- **薬による行動改善**：薬の効果で適切に行動できるようになる
- **環境改善**：視覚刺激、聴覚刺激を減らす
- **行動療法**：適切な行動をとりやすくなるよう導く

ADHDには、薬、環境改善、行動療法の3本柱で対応します。8～9割の患者さんに行動の改善がみられる有効な薬の服用とともに、集中しやすい環境づくりと、ほめながら適切な行動を増やしていく対処法を取り入れます。

❋ ADHDの診断基準 ❋

次の **1** か **2** のいずれかが当てはまる。

1 以下の注意欠陥の症状のうち、6つ以上の項目が少なくとも6か月以上続いており、そのために生活への適応に障害をきたしている。また、こうした症状は発達段階と関連性がない。

注意欠陥
- (a) 細かいことに注意がいかない、あるいは学校での学習や仕事、そのほかの活動において不注意なミスをおかす
- (b) さまざまな課題やあそびにおいて、注意力を持続することが困難である
- (c) 直接話しかけられても、聞いているように見えない
- (d) 出された指示を最後までやりとげない。また、学校の宿題や命じられた家事、あるいは職場での仕事を終わらせられない（指示が理解できなかったり、指示に反抗したわけではないのに）
- (e) 課題や活動を筋道を立てて行うことが困難である
- (f) 持続的な精神的努力を要するような仕事（課題）を避けたり、いやがる。あるいは、いやいや行う（学校での学習や宿題など）
- (g) 課題や活動に必要なものをなくす（おもちゃ、宿題、鉛筆、本、道具など）
- (h) 外からの刺激で気が散りやすい
- (i) 日常の活動のなかで忘れっぽい

2 以下の多動性、衝動性のうち、6つ以上の項目が少なくとも6か月以上続いており、そのために生活への適応に支障をきたしている。また、こうした症状は発達段階とは関連性がない。

多動性
- (a) そわそわして手足を動かしたり、いすの上でもじもじする
- (b) 教室など、席に座っていることが決められている場で、席を離れる
- (c) 走り回ったり、よじ登ったりすることが不適切な場で、そのような行為をする（青年や成人の場合では、自覚的な落ち着きのなさに限定してもよい）
- (d) 落ち着いた状態であそんだり、余暇活動をすることが困難である（「困難である」→DSM-5では「できない」）
- (e) じっとしていない。あるいは、せかされているかのように動き回る
- (f) しゃべりすぎる

衝動性
- (g) 質問が終わる前に出し抜けに答えてしまう
- (h) 順番を待つことが困難である
- (i) 他人をさえぎったり、割り込んだりする（会話やゲームに割り込む）

注：すべての症状には「しばしば」(often)という表現がついているが、省略した。
出典：アメリカ精神医学会「DSM-IV-TR 精神疾患の分類と診断の手引」より、榊原洋一訳
※改訂された診断基準（DSM-5）でも、特徴的な行動についての記述は、1か所（多動性[d]）以外はDSM-IVと全く同じです。ただし、それぞれの項目のあとに例が示されています。大きな変更点は赤字で示した通りです。

❋ DSM-5における変更点（DSM-IVの課題と論点）❋

1) DSM-IVでは、不注意、多動性、衝動性の症状のうちのいくつかの初発年齢が「7歳以前」とされていたが、DSM-5では、「12歳以前」と変更された。大人のADHDのうち、発症が確認される時期が7歳よりも遅くなるケースが少なくないことを踏まえた変更と考えられる。

2) DSM-IVでは、ADHDと自閉症スペクトラム（広汎性発達障害）との併存は認められていなかった（自閉症スペクトラムが優先的に診断される）が、DSM-5からは、ともに診断することが可能になった。

3) 大人のADHDについては、診断の必要項目数が「不注意」「多動性・衝動性」の各領域で、6項目以上と定められていたが、5項目満たせばよいことになった。

自閉症スペクトラムとは？(1)

自閉症スペクトラムの特性

自閉症スペクトラムとは、ことばの遅れをともない、知的障害のある自閉症から、知的レベルの高いアスペルガー症候群までを同じ病態ととらえて、ひとくくりにした自閉性障害の総称です。

社会性の障害と強いこだわりという2つの特徴に加え、感覚に独特のかたよりがあり、音や光、触感、匂いなどに通常とは異なる反応を示すこともあります。

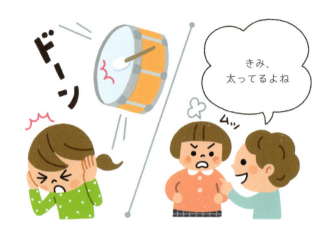

よくみられる行動特性
- 人の表情や気持ちが読めない
- 比喩(ひゆ)や皮肉がわからない
- 仲間意識がもてない
- 興味の幅が狭い
- パターン化されたものを好む
- 感覚過敏(かびん)や感覚鈍麻(どんま)がある
- 予定の変更や活動の切り替えに対応できない

自閉症とは？

自閉症スペクトラムの中核をなす障害で、対人関係の障害、コミュニケーションの障害、興味・活動のパターン化、こだわりが特徴です。

自閉症の7割は、ことばの遅れや知的障害をともなっていますが、残りの3割は知的障害のない高機能自閉症です。

ことばの遅れがある自閉症では、2～3歳になっても発語がないことで気づかれます。

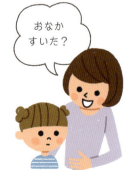

おなかすいた？

アスペルガー症候群とは？

ことばの遅れ、知的障害のない自閉性障害で、話し好きだったり、難しいことばを使ったりするため、コミュニケーションは成立しているかのように見えます。しかし、ことばのキャッチボールはむしろ苦手で、自分の関心事を一方的に話すだけだったり、相手の気持ちを察することができずに、不快にするようなことを言ってしまったりします。

知的レベルは高いことが多く、学業優秀なためにつまずきに気づかれにくく、社会に出てはじめて大きな壁にぶつかる人も少なくありません。

人と親密にかかわること、円滑にコミュニケーションをとることが苦手で、こだわりが強く、臨機応変に考えや行動を変えることが困難な障害です。協調性に乏しいため、集団生活でつまずきやすいといえます。

乳幼児期の特徴

　自閉症スペクトラムの子どもは、赤ちゃんのときからその兆候が現れる場合があります。たとえば、母親と目を合わさない、あやされても喜ばない、泣いて親の助けを求めることがないなど、親への愛着行動が乏しいのが特徴です。

　そうした行動のひとつに、欲しい物を要求するときに「取って」と言う代わりに、大人の手首をつかんで対象物まで引っ張っていって取ってもらおうとする「クレーン現象」＊と呼ばれる動作があります。クレーンのアームを操作する動きに似ていることからこう呼ばれています。

　また、幼児期になっても同年代の子どもの存在を意識せず、一人あそびを好んでいる場合、自閉症スペクトラムが疑われます。

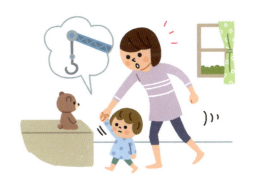

＊「クレーン現象」は正式な医学用語ではありません

自閉症スペクトラムの子どもの困難

　自閉症スペクトラムの子どもの言動は、周りの人から理解されにくいため、親や先生から叱責されたり、友だちからいじめられたりといった経験が多くなりやすく、不安や緊張を抱えやすいといえます。

　また、人の表情や態度から心を読むことが苦手なために、人とどう接してよいかわからず、ストレスをためやすい傾向もあります。

　このほか、過度な緊張や興奮に達してしまうとパニック行動を起こすことがあり、その状態を自分で鎮められずに苦しむことになります。

🍀 サヴァン症候群とは？

　自閉症スペクトラムの子どもの一部などにみられる、主に記憶力に基づく驚異的な能力を「サヴァン症候群」といいます。カレンダーの計算が得意、本を1度読んだだけで暗唱できる、一瞬見ただけの風景を細密に再現した絵が描ける、一度聞いただけの曲を楽器で演奏できるなどといった能力です。なぜそのような能力が備わるのかは解明されていません。

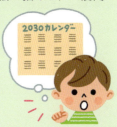

自閉症スペクトラムとは？(2)

診断方法は？

診断を受けられる場所
- 小児神経科
- 発達外来
- 児童精神科　など

問診、心理テスト、生育歴や既往歴、家族歴などをもとに、発達障害の専門医が診断を行います。幼いころからの行動特性を知るために、母子健康手帳や育児日記、幼稚園・保育園の連絡帳や学校の通知表などが手がかりとなることも多く、受診の際に持参することが求められます。

診断に時間がかかるケース
- 典型的な特性がみられない場合
- 症状が軽度の場合　など

治療の考え方

自閉症スペクトラムを含め、発達障害全般にいえることですが、子どもの特性を「治さなくてはならない」というふうに考えないことが大切です。子どもの特性は「病気」というより「個性」に近いものです。特性を受け入れたうえで、その子どもに合った支援方法を探るようにします。

とくに、独特の強いこだわりなどは、無理に変えようとするのではなく、周囲が許容してあげるほうがよいとされています。無理強いすると、ストレスが強まり、こだわりがかえって強まる傾向があるといわれています。

支援の方法は？

障害に早く気づくことが大切です。そのうえで、日常的な困り感を減らしながら、場面ごとに好ましい行動は何かを教え、その行動がとれるようになるまで根気よく指導します。

また、人とのかかわり方についても、経験を積ませながらソーシャルスキルの習得を目指します。

家庭、医療機関、園・学校が連携し、共通理解、共通目標のもとで支援すれば、子どもの社会適応力を向上させることができます。

🍀 薬による行動改善

自閉症スペクトラムの子どもの約4分の1に、てんかん発作やパニック行動がみられることが知られています。こうした症状には、薬による治療が効果的です。てんかん発作には抗てんかん薬、パニック行動には感情を抑制する薬が使われます。

薬の服用に不安がある場合は、医師に相談し、納得したうえで薬を飲ませるようにしましょう。勝手に薬の服用をやめたり、服薬の量を調整したりすると、効果が得られないだけでなく、症状が悪化する場合があるので十分に留意します。

自閉症スペクトラムの子どもは特有の強いこだわりをもっていますが、こうした特性を無理に変えようとせず、周囲が許容することも必要です。長所を見つけてほめながら、少しずつ社会適応力をつけられるようにします。

❋ 自閉症スペクトラムの診断基準（DSM-5）❋

A	さまざまな場面における社会的コミュニケーションと社会関係の障害で、以下に掲げる特徴が現在ある、あるいは過去にあったこと。なお、以下の例は典型的なものであり、必ずしもなくてはならないものではない。 1. 社会的・情緒的相互作用の障害で、たとえば異常な対人的接近や通常の会話のやりとりができないこと、関心や情緒、愛情を他人と共有できないことや社会的相互の関係を開始、応答することができない。 2. 社会的関係において使用する非言語的コミュニケーション行動の障害、たとえば、貧弱な言語的あるいは非言語的コミュニケーション、異常なアイコンタクトやボディランゲージ、あるいは身振り手振りの理解や使用の障害、さらには表情による感情表現や非言語的コミュニケーションの完全な欠如がある。 3. 対人関係の開始、維持と理解の障害のために、たとえばさまざまな社会場面にふさわしく行動を調整することが困難なことや、想像的なあそびの共有や友人をつくることの困難、友人への関心の欠如などがある。 ○ 現時点における重症度を明確にすること：重症度は、社会的コミュニケーションの障害、制限された反復する行動パターンによる。
B	制限されたあるいは反復する行動様式や関心、活動が、以下の例のうち2つ以上が現在ある、あるいは過去にあったこと。 1. 型にはまったあるいは反復的な動きや、物の扱い方、あるいは話し方（例：単純な常同運動、おもちゃを並べること、物をぺらぺらと振ること、反響言語、決まりことばなど）。 2. 同じであることへの固執、ルーチンへのかたくななこだわり、儀式的な言語的あるいは非言語的行動（例：小さな変化による強い苦痛、行動を移行することの困難、固い思考パターン、儀式的なあいさつ、毎日同じ道筋や同じ食べ物にこだわることなど）。 3. 非常に制限され、程度や対象が異常な関心（例：奇妙な対象物への強い愛着や執着、非常に狭く固執的な関心）。 4. 感覚刺激への過敏あるいは鈍感、環境への感覚面での異常な関心（例：痛みや温度への明らかな無関心、特別な音や手触りへの嫌悪、物の匂いを過剰にかいだり、触ったりすること、光や動き回ることに幻惑されるなど）。 ○ 現時点における重症度を明確にすること：重症度は、社会的コミュニケーションの障害、制限された反復する行動パターンによる。
C	症状は初期の発達過程でみられなければならない（ただし、社会からの期待が本人の社会能力を超えるまで、十分に症状が発現しないこともある。また後に獲得された対応方略によって隠蔽〈いんぺい〉されることがある）。
D	これらの症状によって社会生活、職場、あるいは現在の生活における重要な領域において臨床的に有意な機能障害を起こしている。
E	これらの障害は知的障害や全体的な発達の遅れでは説明できない。知的障害と自閉症スペクトラムは往々にして併存し、自閉症スペクトラムと知的障害の併存症と診断されるが、社会的コミュニケーションの能力は、発達レベルから期待されるより低くならなければならない。

注）DSM-IVによって自閉症、アスペルガー症候群あるいはその他の広汎性発達障害（PDDNOS）と診断が確定した人は、自閉症スペクトラムという診断を与えるべきである。社会的コミュニケーションの顕著な障害はあるが、その他の自閉症スペクトラムの診断には合わない人には、社会的コミュニケーション障害ではないか評価をするべきである。

注）知的障害が併存するかどうか明確にすること。言語障害が併存するかどうか明確にすること。

出典：アメリカ精神医学会「DSM-5 精神疾患の分類と診断の手引」より、榊原洋一訳

学習障害（LD エルディー）とは？(1)

学習障害の特性

学習障害（LD）は、文部省（現在の文部科学省）によって「知的発達に遅れはないが、聞く、話す、読む、書く、計算する、または推論する能力のうち特定のものの習得と使用に著しい困難を示す状態」と定められています。

ただし、学習障害の8割が「ディスレクシア」（読み書き障害）を抱えているといわれており、学習障害の中核にあるのはディスレクシアだと考えられています。

学習障害の具体的な特性として、左記のような状態があげられます。

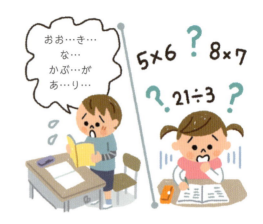

よくみられる行動特性
- 音読、黙読が不得意
- 計算が苦手
- 図形の理解が困難
- 文章題が解けない
- 文字を正しく書けない

ディスレクシアとは？

ディスレクシアとは、知的な遅れがないのに、読み書きの能力に著しい困難を示す障害です。「学習障害」は日本独自の定義ですが、ディスレクシアは世界的に認められている障害です。読み書きが全然できないわけではなく、正確さと流暢（りゅうちょう）さにつまずきがあるのが特徴です。

文字を覚えたての小学校低学年では、本当にディスレクシアかどうかの診断が難しいともいわれています。英語の学習がはじまってから、著しい困難が明らかになるケースもあります。

いろいろなタイプ

学習障害では、不得意科目や苦手分野のかたよりは一人一人異なっているのが特徴です。

たとえば、算数は得意だけれど、国語は苦手というように、教科の得意不得意だけでなく、算数のなかでも図形問題は得意だけれど計算が苦手、計算のなかでも暗算は得意だけれど筆算は苦手というように、タイプが細分化されます。

そのため、一人一人の困難の特性を見極めたうえで、不得意分野への手厚い支援が必要になります。

知的な遅れがないのに、ことばの読み書きや計算などに著しい困難を示す障害です。算数は得意なのに国語の成績は全くふるわないというように、苦手分野にかたよりがあるのが特徴です。

学習障害の子どもの困難

学習障害の特徴である、特定の教科や課題が極端に苦手であることから、成績にアンバランスが生じます。

得意なことと不得意なことのギャップが大きいために、不得意なことは本当にできないのではなく、「怠けているだけなのではないか」という誤解を受けやすいといえます。

本人は一生懸命に取り組んでいるのに、親や先生から、「努力が足りない」「やる気がない」と叱責されることで、学習への意欲がそがれてしまい、本当にやる気を失ってしまう場合もあります。

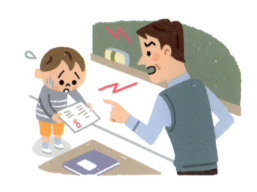

また、こうした経験によってストレスが積み重なり、二次障害を引き起こしたり、自信がもてなくなったりすることもあります。

子ども自身の困難に気づき、それを理解して接してあげる必要があります。

1章 学習障害（LD）とは？ (1)

学習障害と学習困難

学習障害は、広義の学習困難の一部と考えられています。しかし、学習障害以外の障害や環境、本人の怠業などが原因で起こる学習困難とは異なります。

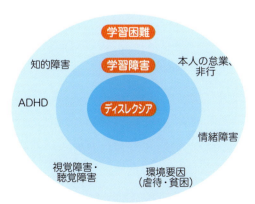

発達性協調運動障害とは？

学習障害と合併しやすい障害に、発達性協調運動障害があります。異なる動作を連動させる運動に、著しい困難を示す状態のことです。協調運動の障害は全身運動に現れることもあれば、指先を使った細かな動作に現れることもあります。前者の場合はいわゆる「運動音痴」、後者の場合は手先が不器用な状態です。

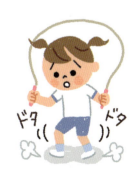

学習障害（LD エルディー）とは？(2)

診断・判断の方法は？

診断・判断を受けられる場所
- 小児神経科
- 発達外来
- 児童精神科
- 学校　など

医療機関
問診、心理テスト、生育歴や既往歴、家族歴などをもとに、専門医が診断を行います。

学校
チェックリストなどを活用し子どもの状態を判定しているケースもあります。発達障害のある子を支援する専門家チーム（専門知識をもつ教育委員会の職員、教員、心理学の専門家など）が、文部科学省が定めた判断基準に基づき、学習障害の特性の有無について評価・判断します。

訓練による克服は逆効果？

漢字が苦手な子に漢字を書く反復練習をさせたり、計算が不得意な子に大量の計算問題をやらせたりといった方法で、苦手を克服させようとすることはすすめられません。学習障害による不得意は脳の機能障害が原因となって起こっているものであり、練習不足が原因ではないからです。猛練習しても、よい成績がとれないと、子どもはますます自信を失うでしょう。

苦手なことを無理に克服させるよりも、得意なことを上達させるような支援のしかたが求められます。

効果的な支援の方法は？

学習障害の原因となっている脳機能のかたよりを医学的に治すことはできません。子どもの苦手な分野について、可能な範囲で練習をさせることと、つまずきを補うサポートが必要になります。

つまずきを補ってあげることは、本人のためにならないと思われるかもしれませんが、文章がスムーズに読めないことで内容理解が遅れたり、文章題が解けなかったりすれば、二次的な学習困難をまねきます。学習困難の問題を大きくしないことが重要です。

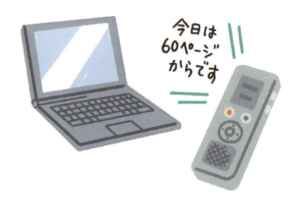

書くのが苦手
パソコンの使用を認めたり、授業内容を録音したりといった配慮など

読みが苦手
印刷物の文字を大きくしたり、行間を広げたりといった工夫など

学習障害の子どもに、不得意なことを重点的に取り組ませたり、反復練習をさせたりしても、あまり効果はありません。苦手を克服させようとするのではなく、得意なことを伸ばしてあげるという視点が必要です。

❋ 学習障害の判断基準と留意事項（文部科学省）❋

A 知的能力の評価

①全般的な知的発達の遅れがない

- 個別式知能検査の結果から、全般的な知的発達の遅れがないことを確認する。
- 知的障害との境界付近の値を示すとともに、聞く、話す、読む、書く、計算する、または推論するのいずれかの学習の基礎的能力に特に著しい困難を示す場合は、その知的発達の遅れの程度や社会的適応性を考慮し、知的障害としての教育的対応が適当か、学習障害としての教育的対応が適当か判断する。

②認知能力のアンバランスがある

- 必要に応じ、複数の心理検査を実施し、対象児童生徒の認知能力にアンバランスがあることを確認するとともに、その特徴を把握する。

B 国語等の基礎的能力の評価

国語等の基礎的能力に著しいアンバランスがある

- 校内委員会が提出した資料から、国語等の基礎的能力に著しいアンバランスがあることと、その特徴を把握する。ただし、小学校高学年以降にあっては、基礎的能力の遅れが全般的な遅れにつながっていることがあるので留意する必要がある。
- 国語等の基礎的能力の著しいアンバランスは、標準的な学力検査等の検査、調査により確認する。
- 国語等について標準的な学力検査を実施している場合には、その学力偏差値と知能検査の結果の知能偏差値の差がマイナスで、その差が一定の標準偏差以上あることを確認する。

※なお、上記A及びBの評価の判断に必要な資料が得られていない場合は、不足資料の再提出を校内委員会に求める。さらに必要に応じて、対象の児童生徒が在籍する学校での授業態度などの行動観察や保護者との面談などを実施する。

C 医学的な評価

学習障害の判断に当たっては、必要に応じて医学的な評価を受けることとする

- 主治医の診断書や意見書などが提出されている場合には、学習障害を発生させる可能性のある疾患や状態像が認められるかどうか検討する。
- 胎生期周生期の状態、既往歴、生育歴あるいは検査結果から、中枢神経系機能障害（学習障害の原因となり得る状態像及びさらに重大な疾患）を疑う所見がみられた場合には、必要に応じて専門の医師または医療機関に医学的評価を依頼する。

D 他の障害や環境的要因が直接的原因でないことの判断

①収集された資料から、他の障害や環境的要因が学習困難の直接的原因ではないことを確認する

- 校内委員会で収集した資料から、他の障害や環境的要因が学習困難の直接の原因であるとは説明できないことを確認する。
- 判断に必要な資料が得られていない場合は、不足の資料の再提出を校内委員会に求めることとする。さらに再提出された資料によっても十分に判断できない場合には、必要に応じて、対象の児童生徒が在籍する学校での授業態度などの行動観察や保護者との面談などを実施する。

②他の障害の診断をする場合には次の事項に留意する

- ADHDや自閉症スペクトラムが学習上の困難の直接の原因である場合は学習障害ではないが、ADHDと学習障害が重複する場合があることや、一部の自閉症スペクトラムと学習障害の近接性にかんがみて、ADHDや自閉症スペクトラムの診断があることのみで学習障害を否定せずに慎重な判断を行う必要がある。
- 発達性言語障害、発達性協調運動障害と学習障害は重複して出現することがあり得ることに留意する必要がある。
- 知的障害と学習障害は基本的には重複しないが、過去に知的障害と疑われたことがあることのみで学習障害を否定せず、「A 知的能力の評価」の基準により判断する。

出典：学習障害及びこれに類似する学習上の困難を有する児童生徒の指導方法に関する調査研究協力者会議『学習障害児に対する指導について（報告）』(1999年7月)

ほかの障害を併存・合併しやすい

発達障害の併存症（もともと併存していた障害）

発達障害は互いに併存しやすい傾向があります。併存率に関する海外のある研究では、ADHDの約3分の1が学習障害を併存し、学習障害の30〜50％がADHDを併存していると報告されています。また、自閉症スペクトラムとADHDや学習障害が併存するケース、これらの発達障害と発達性協調運動障害が併存するケースもあります。

併存のしやすさをADHDを中心においてみると、右の図のようになります。このほか、強迫性障害や、チック、てんかんも併存しやすいことが知られています。

❋ ADHDと併存しやすい発達障害 ❋

- アスペルガー症候群
- トゥレット症候群
- 自閉症
- ADHD
- 精神遅滞
- 学習障害
- ディスレクシア

発達障害の合併症（二次的に合併した障害）

発達障害に合併しやすい障害（合併症）には、不安障害、うつがあります。こうした精神症状が続くと、内向化が進み、引きこもりや不登校となり、社会から孤立してしまうケースもあります。

一方、ADHDに特有の合併症としては、大人や社会に対する反抗心を高めていく反抗挑戦性障害（はんこうちょうせんせい）（反抗挑戦性症）や行為障害（こうい）（素行症（そこう））があげられます。

こうした道をたどっていくと、やがて、薬物濫用（らんよう）や社会不適応に進展してしまうこともあります。

❋ 合併症が生じるプロセス ❋

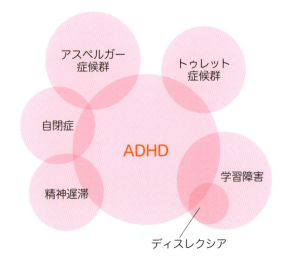

発達障害の特性により生じる失敗・トラブル
↓
親や先生の無理解・叱責・非難
↓
自信喪失・無力感・意欲の低下
↓
親や先生への反抗心
↓
反抗挑戦性障害や行為障害へのリスクが高まる

発達障害のある子どもは、ひとつの障害のみを抱えているケースはむしろ少なく、ほかの発達障害や心の病気などを併存したり、合併したりしやすい傾向があります。ただし、合併症については予防することも可能です。

起こりやすい併存症・合併症

強迫性障害

自分でも無意味とわかっている一定の考え（強迫観念）にとらわれて、それを打ち消そうとする行為（強迫行為）を繰り返してしまう障害です。自閉症スペクトラムのこだわりの特性と似ているため、両者の混同も起こりやすいといえます。

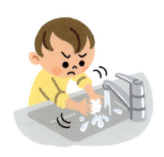

不安障害

過度な不安や心配のあまり、不眠や体調不良を起こし、日常生活に支障をきたす障害です。理由もなく漠然とした不安を訴える社会不安障害、特定の場所（場面）で息苦しくなる発作を繰り返すパニック障害などがあります。

うつ病

気分が落ち込み、意欲の減退、興味や関心の喪失などが起こる病気です。子どもの場合は、無力感、いらだち、落ち着きのなさが顕著に現れます。海外のデータでは、ADHDの約35％がうつ病になるという報告もあります。

反抗挑戦性障害

大人の指示や要求に対しわざと無視したり、逆らったりして相手をいらだたせ、挑発的な行動をとる障害です。自分自身も神経過敏になりやすく、他人のささいな行為にいらだったり、自分の失敗を他人のせいにしたりすることもあります。

行為障害

反抗挑戦性障害がさらにエスカレートした状態で、動物や人に残酷な行為をしたり、破壊行為や放火、不法侵入や窃盗などの反社会的行為をしたりするようになります。行為障害から、さらに薬物濫用や犯罪行為へと至るケースもあります。

合併症を予防する

合併症を予防するためには、周りの大人が発達障害に気づき、適切な治療・支援を行うことが大切です。日常的な困り感が減ることで、子どもは安心して過ごせるようになり、ストレスも軽減され、自尊感情を傷つけることもなくなります。そうなれば、発達障害の特性からくる困難は抱えながらも、意欲や関心を向けられる対象を見つけてチャレンジし、自分の人生を切り拓いていくことが可能になるのです。

1章 ほかの障害を併存・合併しやすい

早い気づきと支援が大切

なぜ早い気づきが大切なの？

　発達障害には、できるだけ早く気づくことが重要です。早期に発見して支援につなげることができれば、生活や学習上のストレスを軽減し、円滑(えんかつ)な人間関係や学業成績の向上を図ることもできます。

　しかし、気づきが遅れ、適切な支援を受けられないでいると、子どもはさまざまな場面でつまずきを繰り返し、ストレスから精神的に不安定になったり、学業成績が伸び悩んだりするようになり、日常生活のなかで自信を失い、二次障害を合併してしまうこともあります。

発達障害

- 早期に発見し、すぐに支援につなげる
  → 社会生活がスムーズに送れるようになり、自己肯定感を育みながら、成長していくことができる
- 気づきが遅れ、適切な支援を受けられない
  → 意欲や関心が薄れ、社会とのかかわりを拒絶するようになることもある

どこでだれが気づくべきなの？

　発達障害は、いつ、どこで、だれが気づくべきなのでしょうか。

　子どもにとって最も身近な存在である親が気づくことが望ましいといえるかもしれませんが、育児経験の少ない親にとって、他児とは異なる特性に気づくことは容易ではありません。また、どの障害も、家庭よりも同年代の子どもが大勢いる集団生活のなかで気づかれやすいといえます。保育園・幼稚園の保育者や学校の先生、また、幼児期の健診を担う医師も、「発達障害の気づき」に積極的にかかわることが求められます。

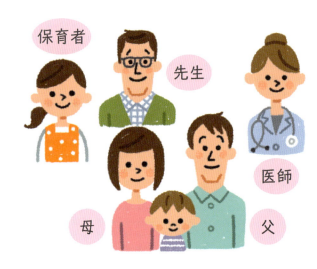

気づくタイミングは障害の種類や症状の程度にもよりますが、自閉症スペクトラムでは3歳前後、ADHDでは3歳以降（入園後）、学習障害は就学後が基準となります。

発達障害に早く気づき、早く支援をはじめることが重要です。気づきが遅れると、子どもはつまずきを繰り返し続けることになり、ストレスをため、自信を失って二次的な問題を引き起こすリスクを高めることになります。

気づきのポイント

1歳半

運動
- 親を振り返らず行ってしまう
- コップを持って飲めない

あそび
- 手がかからない
- 回るもの、光るものが好き
- 同じものであそび続ける

コミュニケーション
- 視線が合わない
- 名前を呼んでも振り向かない
- バイバイをしない
- 指差しをしない

2歳

運動
- 両足ジャンプが苦手
- 手すりを使った階段の上り下りが苦手
- ストローを使って飲めない

あそび
- ほかの子どもに興味がない
- ごっこあそびをしない
- 一人あそびが多い
- 手が汚れるあそびをいやがる

コミュニケーション
- ことばが出ない
- 迷子になりやすい
- 親の表情に反応しない

3歳

運動
- いつも走りまわっている
- 転びやすい
- ジャンプや段差が苦手

あそび
- 一人あそびが多い
- 決まったあそびしかしない
- ふいに飛び出していなくなる
- 危ないことを平気でする

コミュニケーション
- 視線が合わない
- 自分の名前が言えない
- 周囲に興味がない
- 会話が成立しない

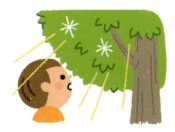
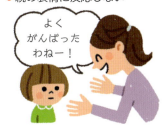
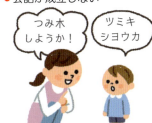

「困った」がヒントになる

親や保育者が子どもに対して「困った」と感じることが、気づきのヒントになります。

たとえば、何度声をかけても子どもが気づかないとき、「困った子だ」と思わずに、「なぜ気づかないのだろう」と考えてみましょう。

わざと無視しているのではなく、人の声に反応しにくい特性があり、その特性が発達障害に起因している可能性もあるのです。

大人が「困った」と感じることは、たいてい子ども自身の困り感にもなっています。子どもの立場になって、その困り感を理解し、解消する方法を見つけてあげることが大切です。

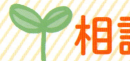
相談から支援へとつなぐ

❋「気づき」から「相談・診断」までのプロセス ❋

発達障害ではないかと気づいたとき、次のようなプロセスを経て、最終的には専門医のいる医療機関で診断を受けることが求められます。

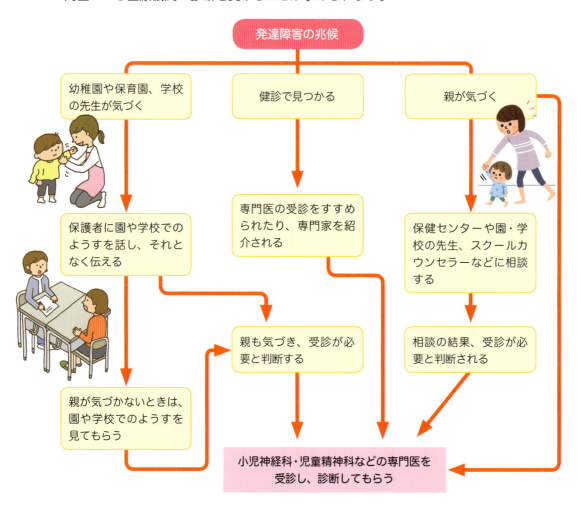

発達障害の兆候

- 幼稚園や保育園、学校の先生が気づく
- 健診で見つかる
- 親が気づく

- 保護者に園や学校でのようすを話し、それとなく伝える
- 専門医の受診をすすめられたり、専門家を紹介される
- 保健センターや園・学校の先生、スクールカウンセラーなどに相談する

- 親が気づかないときは、園や学校でのようすを見てもらう
- 親も気づき、受診が必要と判断する
- 相談の結果、受診が必要と判断される

→ 小児神経科・児童精神科などの専門医を受診し、診断してもらう

発達障害の相談先
- 発達障害の専門医がいる医療機関（小児神経科、児童精神科、発達外来など）
- 地域の小児科診療所（専門医を紹介してもらえる）
- 地域の保健センター、子育て支援センター、児童相談センターなどの行政機関

発達障害の心配があると気づいたときは、医療機関や地域の子育て支援センターなどに相談し、適切な支援へとつなげます。医療機関の受診などがためらわれるときは、幼稚園や保育園、学校の先生に相談してみましょう。

親が「園や学校」に伝える

　幼稚園・保育園や学校が子どもの発達障害のことを知らない場合は、できるだけ早くそのことを伝えるべきです。子どもは園や学校でさまざまな場面でつまずき、先生から叱責を受けたり、悪い評価を受けたりしている可能性があります。

　ただし、伝える相手は発達障害をよく理解している先生であることが望まれます。担任の先生に相談する際は、園内・校内の特別支援教育にかかわるキーパーソンにあたる先生にも同席してもらい、園・学校全体で子どもをサポートしてもらえるようにお願いするとよいでしょう。

園や学校が「親」に伝える

　園や学校の先生が発達障害に先に気づき、親が気づいていないケースもあります。この場合、親への伝え方には相応の慎重さが求められます。「障害」ということばは使わず、「お子さんは園（学校）では、こんなところで困っていますが、ご家庭ではどうですか」と、疑問を投げかける言い方が好ましいといえます。

　親と同じように、園や学校も子どものことを心配していて、本人のためにできる支援をしたいという姿勢を見せることが大切です。家庭と協力・連携していく意志があることを明確に伝えましょう。

🍀 親を支援することも大切

　わが子に障害があるとわかって動揺しない親はいません。発達障害であることを、親がすぐに受け入れられないのは当然のことです。園や学校の先生は、親の障害受容に時間がかかることを心得て、つねに親の心に寄り添うように接しましょう。

　子どもが園や学校でできたことをそのつど伝え、ほめることが大切です。子どもがほめられることで、親の気持ちも少しずつ柔軟になっていくものです。そして、ぜひ、お母さん、お父さん自身のがんばりもほめてあげてほしいと思います。

　そのうえで、「家庭で困っていることがあれば相談してほしい」というメッセージを送っておきましょう。子どもを支援するためには、園・学校と家庭が協力し合うことが重要です。

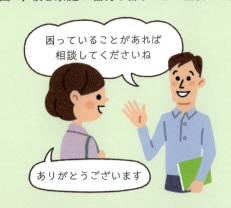

困っていることがあれば相談してくださいね

ありがとうございます

医療機関の受診のしかた

小児神経科か児童精神科へ

　子どもの発達が気がかりなときや、発達障害ではないかと心配になったときは、医療機関を受診してみることをおすすめします。発達障害の診断・治療を行う診療科は、主に小児神経科か児童精神科です。最近は、「発達外来」などの特別な診療科を設けている医療機関も増えています。こうした診療科では、発達障害の子どもを多く診てきた専門医がいますので、適切な診断やアドバイスがもらえるでしょう。

　一方、近くに専門医がいない、いきなり専門の診療科を受診するのには少し抵抗があるという場合は、かかりつけの小児科医に相談し、発達障害を診てくれる専門医を紹介してもらうとよいでしょう。

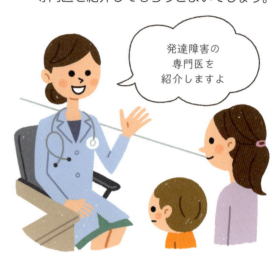

育児日記や通知表を持参する

　医師が発達障害の診断をするときには、いまの子どもの状態だけでなく、幼少のころのようすや養育歴なども参考にしながら進めていきます。

　生後からいままでに、育児をしながら親が気になったこと、悩んだことなどを思い出してメモしておき、受診時に医師に伝えるようにします。

　育児日記や健診結果などが手元に残っていれば、そうしたものも持参するとよいでしょう。

　小学生以降であれば、過去のものも含めて通知表を持っていきます。

　また、学習障害が疑われるようなケースでは、本人が書いた文字がわかるノートなども、診断時の参考にできるので持参することをおすすめします。

受診時に持参すべきもの

- 母子健康手帳
- 健診の検査結果
- 育児日記
- 通知表
- 保育園などの連絡帳
- 発達の気がかりについてのメモ
- 小児科医からの紹介状　など

子どもの発達が心配で医療機関を受診するときは、過去の生活記録などを持参するとよいでしょう。これまでに育児で困ったことや、気になったことなどをメモしていくだけでも、診断の手がかりになります。

診断に時間がかかるケースも

発達障害の診断は難しく、1～2回の受診では診断がつかないケースはめずらしくありません。発達障害の場合は、似た症状を示すほかの障害である可能性もあり、その鑑別は慎重に行わなければなりません。また、併存症・合併症がみられる場合は、それぞれの原因を探り、適切な治療法を見つけていくことも必要になります。

早い段階で診断がつかなくても、焦らず、受診を重ねていくことが求められます。医師は、子どもの経過観察を続けながら、行動特性の本質に徐々に迫っていきます。

診断をつけることが目的ではない

受診の本来の目的は、「障害なのかどうか」よりも、子どもが直面している「困り感」をいかに減らし、人生の目標を定め、日々の生活を充実させられるかということです。

発達障害の場合、同じ障害名であっても特性の現れ方は人それぞれです。子どもにどんな特性があり、どんな点で困っているのかを見極め、適した支援のあり方を探っていくことが重要です。

障害なのかどうか ✗

日々の生活を充実させる支援 ○

園や学校に理解と協力を求める

子どもが保育園や幼稚園、学校に通っているときは、そうした集団生活の場における子どもの状態についても、医師に伝えることが望ましいといえます。

たとえば、ADHDでは、家庭と学校（園）の両方の環境で同じような行動特性がみられることが診断の要件になっており、家庭における子どもの状態だけがわかっても診断がつきません。

医療機関を受診する前に、園や学校の先生に子どものようすを聞いておき、そこで得られた情報も医師に提供することが求められます。診断・治療の過程で、先生に書類作成に協力してもらうケースも生じる可能性があります。子どもの発達の状態について先生にも共通理解を求めることは、その後、効果的な支援を進めていくうえでもきわめて重要です。

医師から受けたアドバイスなどは、園や学校にも伝えて、指導法に反映してもらうなどの協力を求めるべきでしょう。家庭と学校（園）が同じ方向性をもって子どもを支援していくことが大切です。

親子を変えるペアレントトレーニング(1)

ペアレントトレーニングとは？

　親が発達障害のある子どもの不適応行動を適切な行動に変えるために、効果的な対応スキルを身につけることを目的としたトレーニングの一種です。もともとADHDの子どもへの対処法として開発されましたが、最近は自閉症スペクトラムの子どもにも実践されるようになっています。

　発達障害の専門的な訓練を受けたトレーナーのもとで、10回程度の講習を受けた親が、獲得したスキルを家庭で実践することで、親子関係が改善し、子どもの問題行動を減らす効果もあるといわれています。

発達障害の親の会や家族会などのサポートグループ、NPO団体など
- 講師（トレーナー）を招いたり、独自にトレーナーを養成したりして、会員の親などを対象として、ペアレントトレーニングを受ける機会を提供している

発達障害の専門外来のある医療機関など
- 治療と合わせてペアレントトレーニングを行っているところがある

子育て支援センターや保健センターなどの行政機関
- 市民向けにペアレントトレーニングの講習会を開催するところが増えている

ペアレントトレーニングのメリット

　発達障害のある子どもは親から叱責（しっせき）や非難を受けることが多いため、ストレスをためやすく、自信や意欲も失いがちです。また、自分を肯定的に見てくれない親への不信や不満も生まれやすく、親子関係が悪化するケースも少なくありません。

　しかし、ペアレントトレーニングでは、子どもに少しでも好ましい行動がみられたら親がほめることを求めているため、親子のストレスが減り、関係も改善すると考えられています。また、ほめられることで子どもは自信をもつことができ、二次障害の予防にもつながります。

　もうひとつのメリットは、ペアレントトレーニングがグループで行われることにより、ほかのメンバーとコミュニケーションが図れ、仲間づくりができる点にあります。一緒にトレーニングを受ける親と情報を交換したりすることで、障害に対する視野が広がり、新たな知識や対処法のコツを教えてもらうことができます。

　同じ障害をもつ子どもの親と情報交換を行っていくことは、自分自身の"子ども理解"を深めることにもつながります。

親が発達障害のある子どもへの対応のしかたを専門家から学び、実践訓練を行うのが「ペアレントトレーニング」です。子どものつまずきのとらえ方や子どもへの接し方を変えることで、子も親も前向きな気持ちになれます。

ペアレントトレーニングのプログラム

ペアレントトレーニングのプログラムは、子どもの障害特性（ADHDか自閉症スペクトラムかなど）や、年齢などにより内容は多少変わりますが、基本的には、子どもをよく観察すること、ほめること、上手な指示の出し方などのテーマを回ごとに設定したものが作成されます。1回の実施時間は約2時間です。隔週で実施されることが多く、実施回数にもよりますが、コース修了まで3か月〜半年かかるのが一般的です。

トレーニング例：全10回程度のコース

1）最初の1〜2回目の導入時期
親自身が自分の子どもへの接し方を見つめ直し、改善点や課題を見つけたり、子どもの行動を観察する際にどこに注目すればよいのかを学んだりする

2）コースの中盤
望ましい親子関係を確立するための上手なほめ方や上手な無視のしかたなどを習得し、終盤にかけてはさまざまなテクニック（トークンエコノミーやタイムアウトなど）や、園や学校との連携のしかたなどを学ぶ

3）最終回
これまでの成果を評価し、今後の取り組みにつなげる"まとめ"を行う

ペアレントトレーニングの実践

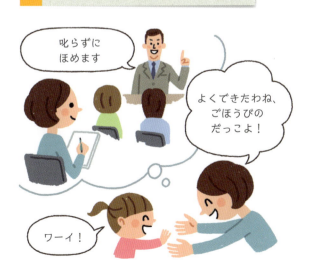

各回で習得した手法やテクニックは、帰宅後、家庭で実践します。これは"宿題"とされ、家庭での実践成果については、シートなどに記録し、次回に報告し合うことになります。

ペアレントトレーニングで重要なのは、講習を受けている時間ではなく、学んだことを家庭で子どもに対して実践することにあります。

実際に子どもを目の前にして、自分が学んだ通りに実践できているか、効果が得られているかといったことを、客観的に評価することが求められます。

親子を変えるペアレントトレーニング(2)

ペアレントトレーニングのポイント

1：行動を分類する

子どもの行動を「適応行動（してほしい行動）」と「不適応行動（してほしくない行動）」「許しがたい行動・危険な行動」に分類します。適応行動の頻度を増やし、不適応行動を減らすのが目標です。

2：適応行動を増やす

適応行動を増やすために、適応行動がとれたときにすかさずほめたり、子どもの好きなものをごほうびにします。ごほうびには、おやつやおもちゃ、スキンシップやゲームの時間などが効果的です。

3：不適応行動を減らす

不適応行動を起こしたときは、基本的に子どもを無視します。ただし、叱ったり罰したりはしません。

4：取り引きと罰

適応行動を引き出すために、「お手伝いをしたらゲームの時間を30分延長してもいい」といった取り引きをしてもよいでしょう。また、問題行動がはじまったとき、「すぐにやめないとゲームの時間を30分減らす」と警告し、やめられなければ警告通りの罰を与えることも有効です。

🍀 行動療法のテクニック例 「トークンエコノミー」

子どもが望ましい行動をとれたり、課題ができたりしたときに"トークン"（コイン）を与え、目標枚数がたまったら、ごほうびと交換できるようにする手法を「トークンエコノミー」と呼びます。望ましくない行動や危険な行動をとったときは、ためていたトークンが失われるしくみになっています。

「○○ができたら△点獲得」「○○をしたら△点没収」のようなトークン表を、子どもと話し合ってつくっておきます。子どもはごほうびをもらおうとして、トークンをためる行動をとるようになります。

トークン表の例

プラス得点
- 宿題を忘れずにできた　　　　　80点
- きょうだいとケンカをしなかった　30点
- 親の指示に従えた　　　　5点（そのつど）

マイナス点
- きょうだいをいじめた　　　　　－20点
- 親の指示に従えなかった　　　　－20点
- 学校に忘れ物をしてきた　　　　－10点

ごほうび
- 50点たまるごとにお菓子を100円分買える
- 100点たまるごとにゲームを30分間できる

ペアレントトレーニングで習得する子どもへの接し方は、行動療法（不適応行動は評価せず、適応行動をほめて、適応行動をとりやすく導く方法）に基づくテクニックです。ほめることに重点をおくことがポイントです。

❋ 適応行動を増やす実践例 ❋

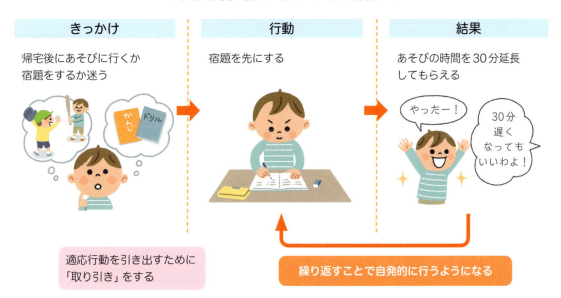

❋ 不適応行動を減らす実践例 ❋

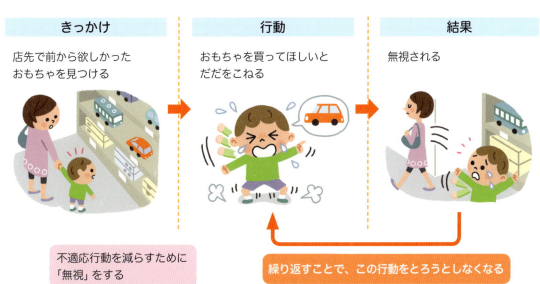

column 発達障害は本当に増えているのか？

発達障害の子どもが受診の大部分を占めている

　最近、発達障害に関するほとんどの書物や講演、ウェブサイトで、「発達障害が近年増えている」ということが当然の事実として語られています。私のよく知っている障害児医療センターでも、「脳性まひ」や「てんかん」などといった子どもの受診率が激減し、発達障害の子どもが受診の大部分を占めているという話を聞きます。しかし、本当に「発達障害が増えている」のでしょうか。むしろ、増えてはいないのではないかと考えられる理由があります。その理由のひとつに、「遺伝子」があります。発達障害の原因は、まだ十分にわかっていないのですが、世界中の研究者が「遺伝子が関連している」ということをほぼ認めています。

　自閉症スペクトラムやADHDでは、ゲノムワイドアソシエーションスタディ（genome-wide association study；GWAS）という大がかりな遺伝子研究が行われ、1000人近い自閉症スペクトラムやADHDの人から遺伝子サンプル（血液や頬の粘膜など）を提供してもらい、その遺伝子配列を定型発達の人と比較した結果、やはり原因の候補となる遺伝子が複数見つかってきています。

　人の遺伝子配列は、数十年で変化するものではありません。もし、発達障害が遺伝子によるものならば、「最近になって増える」ということはありえないのです。

　「最近肥満が増えている」などという場合には、多くは長年にわたり国や大きな研究機関が行っている疫学調査がその根拠となります。しかし、発達障害については経年的な疫学調査はまだないのです。

過剰な診断が発達障害を「増やしている」

　もうひとつは、発達障害という診断名が過剰につけられているのではないかという私の個人的経験です。私の外来に、幼少時に自閉症スペクトラムという診断をうけた子どもがよく受診します。多くは親御さんが診断に疑問をもち、「セカンドオピニオン」を求めて受診されるのですが、その子どもの数割は自閉症スペクトラムではありません。気質ということで説明ができたり、発達の個人差のなかに含まれたりする子どもたちなのです。

　私の診断が甘いのかもしれませんが、ことばの遅れや、集団に入りにくい、あるいはちょっとしたこだわりがあったりすると、すぐに「自閉症スペクトラム」と診断名をつけてしまう専門家が、発達障害を「増やしている」のではないかという疑念を晴らすことができないのです。

2章

支援のしかたで子どもが変わる

家庭編

発達障害のある子どもに対しては、ふつうの子どもと同じような接し方ではうまくいかないことがよくあります。子どもの自尊心を保ちつつ、望ましい行動へと変容させるための声かけや接し方のコツをアドバイスします。

| ADHD ◎ | 自閉症スペクトラム ◎ | 学習障害 — |

家庭　生活リズムを整える

脳の特異な働き方が原因で睡眠障害がみられる子もいます。生活リズムを整えるとともに、ゲームなどのやりすぎにも注意します。

効果的なサポート例

1 食事と起床・就寝の時間を決めて<u>生活リズム</u>をつくる

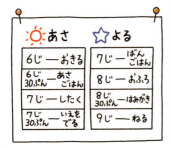

2 テレビを見たり、ゲームをする<u>時間を限定</u>する

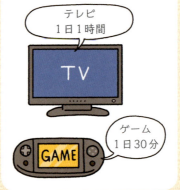

3 睡眠に導入するための<u>「就寝前の儀式」</u>を行う

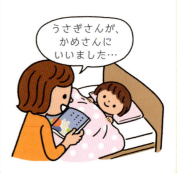

例　本の読み聞かせ、なぞなぞなど

4 日中は外あそびなどで<u>運動させる</u>

5 睡眠障害がなかなか改善しないときは<u>医師に相談</u>する

6 変化を嫌う子には、<u>1日のルーティン</u>を決めて実践させる

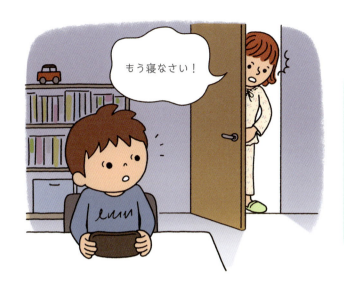

のめり込みやすいことを認識する

物事にのめり込みやすいタイプの子どもは、ゲームなどをはじめるとやめるタイミングを失い、いつまでも続けてしまうことがあります。子ども任せにせず、親が注意を払って管理するようにしましょう。

テレビやゲームにのめり込ませない

　発達障害のある子どものなかには、生活リズムが乱れがちで、睡眠障害になりやすい体質の子がいます。体調をくずして、不登校になってしまうケースもめずらしくありません。子どもが夜更かししないように、毎日決まった時間に床に就く習慣をつけるように促します。

　睡眠にスムーズに導入させるためには、日中、体を動かすあそびや運動を行うことが有効です。本を読んであげたり、簡単なパズルを解いたりといった「就寝前の儀式」を行うことも効果的です。「儀式」は短時間で静かにあそべるものにし、それが終わったら寝るというルールにします。

　また、就寝前にテレビを見たりゲームはしないようにし、それまでの決められた時間内のみ許すことにします。ADHDの特性のひとつに、のめり込みやすさがあり、一度はじめるとやめどきを失って、やり続けてしまう子もいますので時間を区切ることが大切です。変化を嫌うケースでは、毎日のスケジュールが決まっているほうが安心して過ごせるため、ルーティンを決めるようにしましょう。

ワンポイントアドバイス

困ったときは医師に相談する

　自閉症スペクトラムの子の場合、夜遅くまで眠くならなかったり、就寝時刻が毎日1時間ずつ遅くなっていったりすることがあります。こうした睡眠障害は脳の特異な働きによって起こります。いろいろな方法を試しても睡眠障害が改善しないときは、医師に相談し、薬による治療などの対応をしてもらいましょう。

| ADHD 〇 | 自閉症スペクトラム ◎ | 学習障害 ― |

家庭 一人でトイレを使う

尿意を的確に親に伝えられるようになるまでに時間がかかる子もいます。親がタイミングを見計らって声かけをしていくことも必要です。

効果的なサポート例

1 <u>尿意が自覚できる</u>ようになってから、トイレトレーニングをはじめる

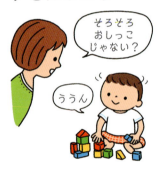

2 尿意を伝えられないケースでは、<u>しぐさなどから判断</u>して声をかける

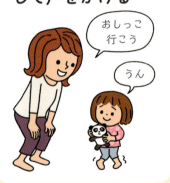

3 <u>一定の間隔</u>でトイレに行く習慣づけをする

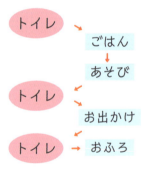

4 腹圧が弱く排尿できない子には <u>下腹を軽く押してあげる</u>

5 トイレに一人で入れない場合は <u>ドアを少し開ける</u>

6 外出先の慣れないトイレも使えるよう <u>練習させる</u>

7 おもらしをしても <u>叱らない</u>

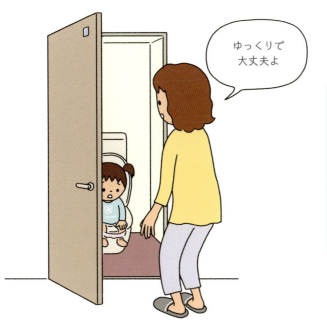

「ゆっくりで大丈夫よ」

トイレを怖がる子には配慮する

一人でトイレに入るのを怖いと感じる子には、慣れるまで親が付き添って一緒に入ったり、ドアを少し開けたまま用を足してもよいことにしたりして、一定の配慮をしましょう。

就学前までに一定間隔でトイレに行く習慣づけを

　発達障害のある幼児のなかには、尿意の感じ方が鈍い子、尿意などを身近な大人に伝えるのが苦手な子がおり、トイレトレーニングがスムーズに進まないことがあります。

　尿意の感じ方が鈍いケースでは、一定の時間をおきながら親が声をかけてトイレに誘い、排尿させるようにします。尿意に鈍感でも、定期的にトイレに行くことで、おもらしを予防することができます。

　自分からトイレに行くことができなかったり、行きたいことを親に告げられなかったりする子どもには、本人のしぐさやようすから「おしっこしたい？」「トイレに行こうか」というふうに声をかけて誘うようにします。

　家庭や園では、行きたくなったときにいつでもトイレに行けますが、就学後は限られた休み時間に用を足しておかなければなりません。たとえば、「いまは尿意を感じていなくても、授業中に行きたくなったら困るので、休み時間のうちにトイレに行っておいたほうがよい」といった判断力も必要になります。時間的な余裕をもってトイレに行く習慣づけを行うことも大切だといえます。

ワンポイントアドバイス　慣れないトイレも使えるように練習する

　園と家庭のトイレは使えるけれど、外出先でトイレが使えなくて困惑するケースがあります。公園などでは和式のトイレのところもあり、いろいろなトイレを使えるようになっておくことが求められます。いざというときに困らないように、時間があるときに、家の近くの公園などで練習しておきましょう。

| ADHD 〇 | 自閉症スペクトラム ◎ | 学習障害 ー |

家庭　衣服の着脱をする

着脱しやすい衣服を用意して練習させます。手順を覚えるのに時間がかかる子には、スモールステップを用いて習得させましょう。

効果的なサポート例

1 着る練習よりも<u>脱ぐ練習</u>を先にする

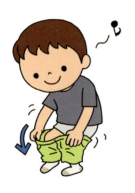

2 練習当初は、<u>着脱しやすい衣服</u>を着させる

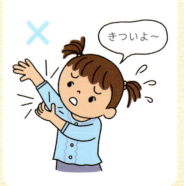

例：伸縮性があり、ボタンやファスナーのないもの

3 後ろと前を間違いやすい服は、<u>前後の違いを強調</u>する

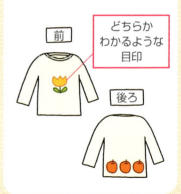

どちらかわかるような目印

例：目印をつけるなど

4 園に持たせる着替えは<u>単純なデザインの衣服</u>にする

5 一人でできるところは本人にやらせ、<u>できないところだけ</u>を手伝う

6 援助の手は<u>少しずつ減らす</u>ようにする

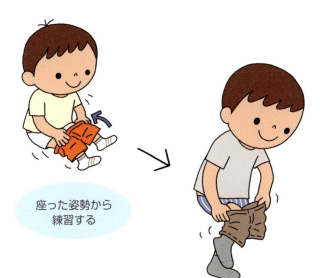

座った姿勢から練習する

ズボンは座って着脱の練習をする

ズボンの着脱は難しいので、最初は座って練習しましょう。丈の短い半ズボンのほうが着脱も楽です。ただし、小学校での着替えにそなえて、就学前までには立って着脱できるようにしましょう。

できない子どもにはスモールステップで教える

　衣服の着脱の練習は、脱ぐ練習を先にやり、それができるようになってから着る練習をはじめます。衣服の構造（えり、そでなど）と自分の体の部分を照合させるためのボディイメージが弱いと、うまく着られないことがあります。

　最初は、かぶって着る単純なデザインの衣服で練習させます。頭からかぶれない子どもは、頭だけ先に通してやり、そでは自分で通すなどと部分的に手伝い、自分でやれるところは任せます。自分でできる部分が増えていけば、援助の手は減らしていきます。

　裏返しや、後ろ前に着たりしてしまうときは、表裏、前後の違いがはっきりわかるよう、前身頃か後ろ身頃に目印をつけ、本人が混乱しないようにします。

　幼児期では、ズボンや靴下を立ったままはくことができない子どももいます。そうした子どもは、最初に座ったままの姿勢ではく練習をします。立ってはけるようになるには、片足立ちができるようにならなければなりません。

　それぞれの子どもの運動スキルの上達度を見ながら、少しずつ挑戦させましょう。

ワンポイントアドバイス　園には着脱しやすい服を持参

　園に持っていく着替えは、本人が着脱しやすい衣服にしましょう。集団生活で、保育者が一人一人に手をかけることが難しい環境であることに留意します。ボタンを留めたり、ファスナーを閉めたりといった動作は、子どもが指先を器用に動かせるようになってから、時間に余裕のあるときにゆっくり練習します。

| ADHD ◎ | 自閉症スペクトラム ◎ | 学習障害 － |

家庭　食事のマナーを守る

一定時間食卓に着けない場合は、食事時間を短くするとよいでしょう。特有の感覚過敏からくる偏食に対しては、こだわりを受け入れるようにします。

効果的なサポート例

1 食事の間、着席していられない場合は、**食事時間を短く**する

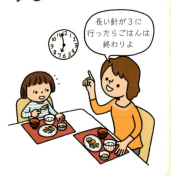

2 姿勢保持が難しいときは、**いすのサイズや高さを調整**する

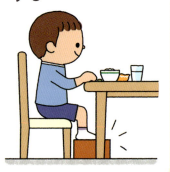

3 偏食が激しくても、基本的には**大目にみる**

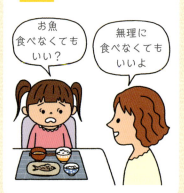

4 複数の**食材が混ざらないような**メニューを考える

5 好みを考え、**盛りつけのしかたや食器**の選択に配慮する

6 スプーンや箸(はし)の持ち方の練習は**食事以外の時間**にする

7 食事中は叱らず、**楽しい雰囲気**を演出する

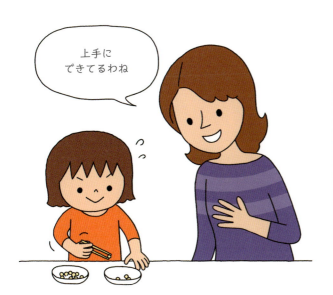

箸の持ち方の練習はあそびのなかで

楽しい食事の雰囲気が損なわれてしまうので、箸の持ち方やスプーンの使い方の練習は食事中にはしないようにします。食事時間は食べることを楽しみ、練習はあそびの一環として取り組みましょう。

食事は楽しい時間と思わせる工夫を

　ADHDの多動性がみられるケースでは、食事の間、きちんと着席していることが難しいことがあります。このような場合、食事時間を短くすることが有効です。また、いすのサイズが合っていないために、姿勢保持ができなくなることもあります。いすが高く、足が床に届かない場合などは、足のせ台を置くなど姿勢を保ちやすくする工夫が必要です。

　食べ物や食器であそんでしまい、食事に集中できないときはいったん離席させ、少し時間をおいてから食卓に着かせます。

　自閉症スペクトラムの特性のひとつである感覚過敏（かびん）のために、食感や味が不快に感じられ激しい偏食を示す子どももいます。

　食材が混ざった味をいやがるケースもあり、その場合は、食材が混ざらないメニューを用意します。ただし、感覚過敏が原因の偏食を改善することは難しく、無理に食べさせることは本人のこだわりを強めるだけで、逆効果となる場合が少なくありません。

　こうしたケースでは、食べられるものを食べられる量だけ摂取できればよいと考え、無理強いしないようにします。

ワンポイントアドバイス　**食べこぼしは大目に見る**

　手先が不器用な場合、スプーンや箸がうまく使えず、食べこぼしも多くなりがちですが、叱らないようにしましょう。また、汚したくないからといって、親がスプーンを持って食べさせることも控えます。子どもが自分でスプーンや箸を使って思うように食べられることが、食事を楽しいと感じることにつながります。

| ADHD 〇 | 自閉症スペクトラム 〇 | 学習障害 ー |

家庭 顔や体を洗う

水が苦手で顔が洗えない子、ボディイメージが弱く体の部位を意識して洗えない子がいます。親が手本を見せながら練習させましょう。

効果的なサポート例

1 顔を洗うために、**両手で水をすくう練習**をさせる

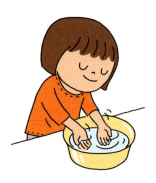

2 少しの間**目をつぶったり息を止めたりする練習**をする

3つ数える間息を止めてごらん

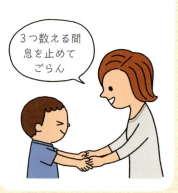

3 水を怖がる子には、おふろなどで**水をかけ合うあそび**を経験させる

平気！平気！

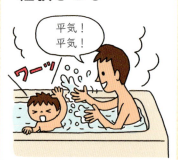

4 入浴時の体の洗い方は**親が手本を示し**ながらまねさせる

5 洗い残しやすい足の指、耳やひざの裏などは、**忘れないよう声かけ**をして気づかせる

6 ボディイメージが弱い子には、指示された**体の部分を手で触るゲーム**などをして覚えさせる

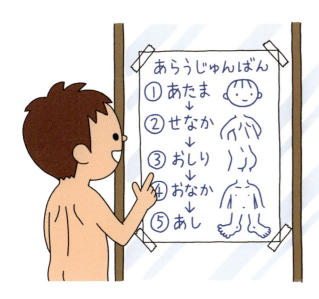

体を洗う順番を手順表にして示す

一人でひと通り体を洗えるようになったら、浴室のドアなどに体を洗う順番を書いた手順表を貼ります。入浴前に手順を確認し、洗い忘れなく、一人で入浴できるようになることを目指します。

洗う手順を親が見せてまねをさせる

幼児期は、親と一緒に入浴する機会が多いことでしょう。その間に、体の洗い方、洗う順番を教えましょう。親が手本を示し、子どもにまねをさせながら覚えさせます。

発達障害のある子どものなかには、ボディイメージが弱い子がいます。こうした場合、体の部分部分を意識できず、洗い忘れてしまうところが出てきてしまいます。とくに、目で見えない部分は洗い残しやすいので、ひざの裏や足の指もしっかり洗うように声かけをしましょう。洗う手順が覚えられない子どもには、浴室のドアなどに手順表を貼っておき、自分で確認できるようにしておきます。

また、水を怖がる性質があると、顔や髪を洗うときにつまずきます。水に慣れるために、入浴時に湯のかけ合いなどをしてあそぶのも効果的です。顔を洗うときは、両手で水をため、目をつぶり、息を止めなければなりません。そのことを理解していないと、水を吸い込んでしまったりするため、最初のうちは気をつけます。目をつぶったり息を止めたりする練習が必要なケースもあるため、子どものスキルに合わせて対応します。

ワンポイントアドバイス

ボディイメージを高める

ひじはどこか、ひざはどこか、おしりはどこかといったことが瞬時にわからない子どもがいます。ほかの人の体ならわかるのに、自分の体だとわからなくなるケースもあります。体の部分を聞いて、それが自分の体のどこにあるか当てさせるゲームなどをして、ボディイメージを高めさせることも有効です。

ADHD 自閉症スペクトラム 学習障害 ◯

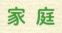 話や指示を聞く

人の話を聞き、理解することが難しい子どもに対しては、本人の苦手な部分を補うような情報の伝達のしかたが求められます。

効果的なサポート例

1 話しはじめる前に、**肩をたたく**などして注意を促す

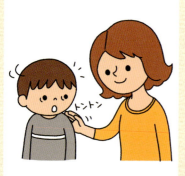

2 本人の目の前で**視線を合わせて**話しかける

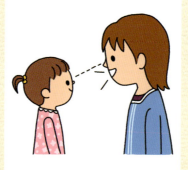

3 聞こえやすいよう周囲の**雑音を消して**から話しかける

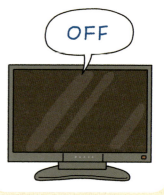

例 テレビを消すなど

4 話や指示の内容は**簡潔に**まとめる

5 **絵カード**などを見せながら話しかける

6 話したことや指示を**復唱**させる

7 聞き漏らしたときに**聞き直す習慣づけ**をする

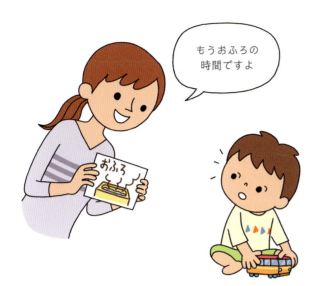

もうおふろの時間ですよ

絵カードなどで視覚情報を与える

発達障害のある子のなかには、音声で聞く指示よりも、目で見て得られる情報のほうがわかりやすいと感じる子が少なくありません。口頭での指示に添えて、絵カードなどを差し出すことが有効です。

2章【家庭】話や指示を聞く

注意力や聴覚の弱さを補うサポートを

　人の話を聞くことが苦手となる背景には、注意力不足、聴覚による情報キャッチの弱さ、言語理解の弱さなどがあります。また、集中力の持続が困難な場合は、一定以上の時間、話を聞き続けることができず、短期記憶に弱さがあるケースでは、聞いた内容を記憶にとどめ、理解することが難しくなります。

　困難の背景により適切なサポート方法は異なりますが、まず、左記のサポート例をいくつか試してみましょう。特定の方法で聞く態度や、聞いて理解する力に改善がみられるようであれば、困難の背景も見えてきます。

　注意力不足であれば、話しはじめる前に注意を喚起したり、周囲の雑音を消したりすることが有効でしょう。聴覚よりも視覚優位の認知特性があるケースでは、絵や文字などを示しながら話すと理解が深まります。

　また、実践する場合はどれかひとつの方法を試すのではなく、いくつかの方法を組み合わせることで、より高い効果が得られる可能性があります。話を聞きそびれてしまったとき、そのままにしておくのではなく、自ら聞き直すスキルを身につけることも望まれます。

ワンポイントアドバイス　**絵カードには「ことば」も添えて**

　絵や文字などを見せて説明するときは、黙って絵カードを見せるのではなく、必ずことばを添えるようにしましょう。視覚情報だけに頼っていると、口頭で言われたことを聞き取ることがますます苦手になってしまいます。視覚情報と聴覚情報を結びつけて理解できるようになることが求められます。

ADHD ◎　自閉症スペクトラム ○　学習障害 ○

家庭　指示に従う

指示を理解していない、指示されたことをどう行えばよいのかわからないなど、つまずきの違いによって支援のしかたも異なります。

効果的なサポート例

① 指示内容をきちんと**理解しているか**を確認する

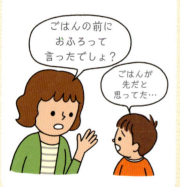

（ごはんの前におふろって言ったでしょ？／ごはんが先だと思ってた…）

② 難しすぎて指示に従えないときは、**手本を示す**

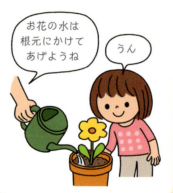

（お花の水は根元にかけてあげようね／うん）

③ 難しすぎて指示に従えないときは、**部分的に手伝う**

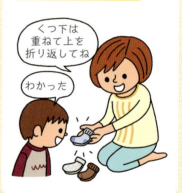

（くつ下は重ねて上を折り返してね／わかった）

例：最初だけ手伝い、続きは自分でやらせるなど

④ やり方の手順がわからないときは、**やる順番を教える**

⑤ やりたがらないときは、着手までの**時間の猶予**を与える

⑥ 指示に従ったあとに、**「ごほうび」**を用意する

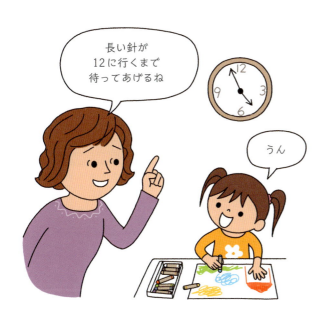

やる気が起こらないときは少しだけ待つ

指示した通りに行動できないときは、頭ごなしに叱りつけるのではなく、少し時間の猶予を与えましょう。「5分だけ待つ」などの条件を提示し、気持ちが切り替わるのを待ちます。

指示に従えない原因を探ることが重要

指示をしても従えない子どもの場合、指示をきちんと聞いていなかった、聞いていたけれど内容が理解できていない、理解できているけれどやり方がわからないなど、さまざまなケースが考えられます。まず、その理由を探ることが重要です。

指示に従えなかったとき、「なぜやらないの？　聞いていなかった？　やり方がわからない？」と、本人に原因を確かめてみましょう。聞いていなければもう一度指示を出し、やり方がわからなければ、手順を教えたり、手本を示したりして支援します。

なかには、どうすればよいかわかっているけれど、自分の気持ちをうまくコントロールできず、取りかかることができないという子どももいます。その場合は、無理にさせるのでなく、「5分だけ待ってあげるね」と時間の猶予を与え、その代わり5分経ったら必ず取りかかることを約束させます。

また、指示に従えたら、あとでゲームをしてもよい時間や、おやつなどの「ごほうび」を用意して提示することで、本人のやる気を引き出すこともひとつの方策だといえます。

ワンポイントアドバイス

頭ごなしに叱らない

子どもが指示に従わないとき、頭ごなしに叱るのではなく、「こちらの指示が伝わっていないかもしれない」と考えてみましょう。不注意や忘れっぽさがあると、聞いているようで聞いていなかったり、簡単な指示でもきちんと理解していなかったりします。本人に指示が伝わったかどうかを確認することが大切です。

| ADHD ◎ | 自閉症スペクトラム ◎ | 学習障害 ― |

家庭 お手伝いをする

家事などのお手伝いを担当することは、家族の一員としての役割を果たすことになり、子どもの自信や自立につながります。

効果的なサポート例

1 家事のなかで本人ができそうな<u>簡単で毎日続けられること</u>を任せる

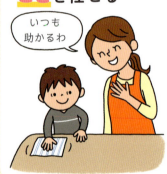

2 子どもだけでなく、<u>家族全員</u>がひとつずつ家事を担う

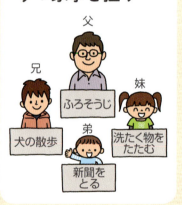

3 やり方がわからないときは<u>手本を見せて</u>指導する

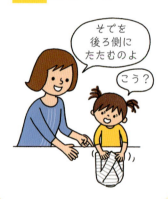

4 基本的には<u>手伝わず</u>、子どもの裁量に任せる

5 本人がやり忘れても、ほかの家族が<u>肩代わりはしない</u>

6 失敗したり、やり方を間違えたりしても<u>叱らない</u>

7 お手伝いができたら、そのつど<u>感謝のことば</u>をかける

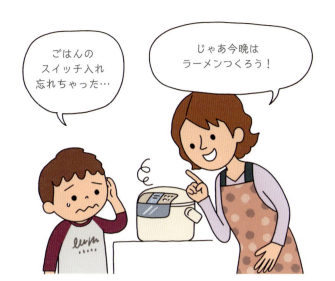

一度任せたら手出し口出しはしない

子どものお手伝いは本人の裁量に任せてやらせ、失敗しそうになっても手や口を出さないようにします。自分の役割と責任を自覚させましょう。また、失敗してもせめないということが大切です。

社会で役割を担うことの大切さを実感させる

家庭のなかで、家事などの一部の仕事を担うことは、生活スキルを向上させる意味だけでなく、自信をつけ、社会性を育むうえでも大きなメリットがあります。

任せる家事は、子どもの年齢やスキルに合ったものを本人と相談して決めます。ペットの世話や、食後の食器の片づけ、取り込んだ洗たく物をたたむことといった気軽に取り組めるものがよいでしょう。また、毎日続けられるものが望ましいといえます。

お手伝いをさせるときのポイントは、本人に全面的に任せ、できるだけ手伝わないこと、失敗してもせめないこと、お手伝いをやり終えたあとに、必ず「ありがとう」と感謝のことばをかけることです。子ども自身が責任をもって自分の役割を果たすことで、責任感や自立心が養え、一人でやり遂げれば達成感も得られます。さらに、家族から感謝されることで、自信をつけるとともに、家族の一員としての自覚も芽生えます。

自信をつけた子どもが、さらに難しい仕事もやりたいと言いはじめたときは、本人の意欲を尊重してチャレンジさせましょう。

ワンポイントアドバイス **感謝の気持ちをことばにする**

発達障害のある子は叱責(しっせき)されることが多く、ほめられる機会が少ない傾向にあります。お手伝いをして人から感謝される経験を積むことが、自尊感情を育み、自信をつけることにつながります。その意味において、家族がそのつど、子どもに対して感謝の意をことばできちんと表し、ほめることが重要だといえます。

ADHD ◎ 自閉症スペクトラム ◎ 学習障害 ◎

家庭　きょうだいとのかかわりに配慮する

手のかかる子どもに親の関心が向きがちですが、きょうだいが寂しい思いをしないよう、親に甘えられる時間をつくりましょう。

効果的なサポート例

1 きょうだいが、親を独占して<u>甘えられる時間</u>をつくる

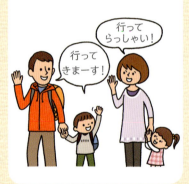

2 発達障害の子どもにもきょうだいにも<u>公平に接する</u>

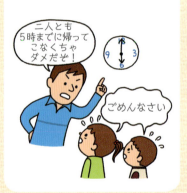

例：叱るときは同じように叱る、特別扱いをしないなど

3 きょうだいに説明し、<u>発達障害への理解</u>を促す

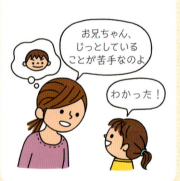

4 きょうだいを<u>がまんさせない</u>

5 きょうだいも<u>たくさんほめる</u>

6 きょうだいとの<u>コミュニケーションの機会</u>を多くもつ

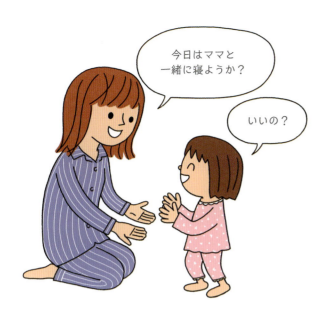

「いい子」を演じやすいと心にとどめる

障害がある子のきょうだいは、親に負担をかけさせまいと、「いい子」を演じる傾向があります。たとえ、子どもが自分から甘えたがらなくても、気持ちを察して甘えさせてあげるようにしましょう。

不公平感を抱かせない配慮が必要

発達障害の子どもにきょうだいがいる場合、親が発達障害の子のほうに手がかかることで、きょうだいへの配慮に欠けてしまうことがしばしばあります。きょうだいも、親が大変な思いをしていることをわかっていると、自分は親を困らせてはいけないと察して、物わかりのよい「いい子」を演じてしまうものです。

こうした場合、きょうだいの子どもは人知れず、親に十分に甘えられないという欲求不満を抱えることになります。その不満が大きくならないよう、きょうだいが親を独占して思い切り甘えられる時間をつくってあげるようにしましょう。

きょうだいが小学生になったら、発達障害の特性について説明し、接し方で気をつけることなどを理解させます。そのうえで、特別扱いをせず、普通にコミュニケーションをとるよう促します。発達障害のある子にとって、きょうだいとのかかわりは社会性の基礎を育むチャンスといえます。また、きょうだいにとっても、発達障害のある子どもとのかかわりが、将来社会に出て多様な人々と交流をもつトレーニングになっているといえます。

ワンポイントアドバイス　「叱る」も「ほめる」も公平に

発達障害のある子は、小さなことでもがんばればほめられるのに、きょうだいは同じことをしてもほめられないということのないようにします。同様に、発達障害の子に叱らないようにしていることは、きょうだいが同じことをしても叱らないようにしましょう。きょうだいに不公平感を抱かせないことが大切です。

| ADHD ◎ | 自閉症スペクトラム ◎ | 学習障害 ― |

家庭 適切に行動を切り替える

こだわりの強さから行動が切り替えられないケースでは、次の活動に見通しや期待感をもたせることが支援のポイントとなります。

効果的なサポート例

1 活動を切り上げる前に<u>終了間近であることを知らせる</u>

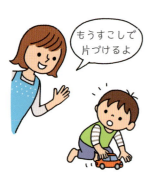

「もうすこしで片づけるよ」

2 次に取り組む活動を知らせて<u>見通し</u>をもたせる

「おやつだからもう終わりにしてね」

3 次に取り組む活動を<u>本人の楽しめるもの</u>にする

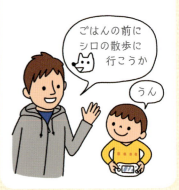

「ごはんの前にシロの散歩に行こうか」「うん」

> 例 本来は楽しくない活動にも、あそびの要素を取り入れるなど

4 切り替えを促す<u>サイン</u>を示す

> 例 音楽を鳴らすなど

5 行動の切り替えが<u>できている人に注目</u>させる

> 例 きょうだいなど

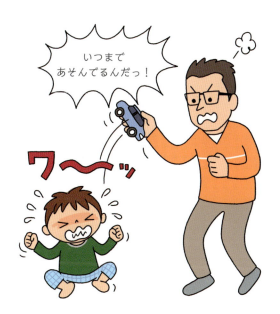

こだわりを否定すると逆効果

こだわりの強い子に切り替えを促す場合、没頭していることを制止したり、あそんでいたおもちゃを取り上げたりといった強攻策は逆効果です。関心を別のものにそらすようにするとよいでしょう。

こだわり自体は否定せず関心を変える働きかけを

自閉症スペクトラムの特性として、こだわりの強さや変化を嫌う傾向があげられます。ひとつの活動に没頭していると、時間切れになっても途中でやめて次に行動を移すことができません。こだわりは本人が譲れないものであり、こだわらないよう厳しく言い聞かせても改善するものではありません。

また、ADHDの子どもの場合は、注意の切り替えが苦手なこともあります。

次に取り組む活動が子どもにとって楽しいものであれば、そちらに興味を移しやすく、行動の切り替えがしやすくなります。本人の好まない活動であれば、その前に短時間の「お楽しみ」を挟み込むことで、次の活動に導入しやすくなる場合もあります。

また、入浴や歯みがきへの切り替えがうまくいかないケースでは、おふろにあそべるグッズを用意したり、歯みがきに合わせた歌を歌ったりして、楽しさを演出してみましょう。嫌いな活動を楽しいと思えるようになれば、行動の切り替えもスムーズにいくようになります。

ワンポイントアドバイス 周囲に関心がもてるように

行動の切り替えが難しい背景として、周りの人と合わせる意識の低さが関係していることもあります。周囲を気にすることができないため、きょうだいが活動を切り上げたのを見て自分もやめるという動作ができないのです。人を見て、人と合わせるという意識がもてるよう、ときどき周囲を見るように促すことも必要です。

| ADHD ◎ | 自閉症スペクトラム ◎ | 学習障害 — |

家庭 外出先で適切に行動する

状況や場面によってふるまいを変えなければならないことが理解できないケースでは、そのつどマナーを教える必要があります。

効果的なサポート例

1 「走っちゃダメ」ではなく**「手をつなごう」**と誘う

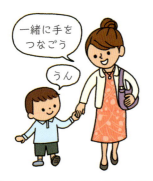

「一緒に手をつなごう」「うん」

2 「静かにしようね」と子どもに**わかりやすく伝える**

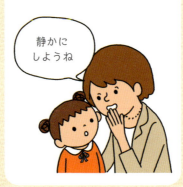

「静かにしようね」

3 子どもがやりたいことを、**あとからできるように保障**してあげる

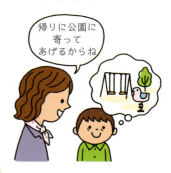

「帰りに公園に寄ってあげるからね」

例 あそび、お話など

4 口頭で伝わりにくい指示は**絵カード**などで示す

5 外出前に、どこで何をするのか**スケジュール**を示す

6 外出先で望ましい**ふるまい方について説明**しておく

7 適切な行動がとれたときや不適切な行動がやめられたときは**ほめる**

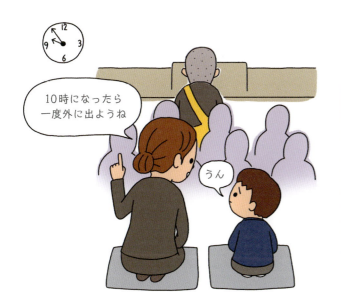

見通しをもたせて少しがまんさせる

静かにじっとしていなければならない場面は、子どもにとって大きな負担です。あとどれくらいで終わるのか、そのあと何ができるのかを教えてもらえると、もうひと踏ん張り、がまんできるものです。

見通しをもたせて安心感を与える

　発達障害のある子の場合、場の雰囲気を察したり、状況に合わせてふるまい方を変えたりすることは難しく、公共の場で静かにおとなしくすることができないことがあります。「走っちゃダメ」と注意するよりも、「お母さんと手をつなごう」と誘って歩かせるほうが、子どもも指示を受け入れやすくなります。

　式典などで静かにしていなければならない場面では、あとどれくらいがまんしたら外に出られるのか、見通しをもたせてあげることも大切です。見通しがもてることで安心でき、がまんできるということもあるでしょう。

　また、がまんできた「ごほうび」に、公園であそべるといった「お楽しみ」を用意することも有効です。帰りに「お楽しみ」があるとわかると、子どもも少しがんばれるかもしれません。

　外出先でのふるまい方については、外出前に今日のスケジュールを知らせ、どの場面でどのようにふるまえばよいのか教えておき、子どもにも適切にふるまうよう約束させます。不適切な行動をとったときは、ひどく叱るのではなく小声で注意して、適切な行動に変えられたらほめましょう。

ワンポイントアドバイス　成長は長い目で見る

　多動性や衝動性の高い子の場合、あらかじめ注意しておいても、その通りにふるまえないことは多々あります。落ち着きのなさやおしゃべりは発達障害の特性からくるものであり、ひどくせめないようにしましょう。年齢が上がり、経験を重ねていくにつれて少しずつ状況を理解できるようになっていきます。

| ADHD ◎ | 自閉症スペクトラム ◎ | 学習障害 － |

家庭 危険な目にあわせない

特有の衝動性や不注意のために事故を起こしやすいため、環境の安全を図ること、親が子どもから目や手を離さないことを心がけます。

効果的なサポート例

① 家の中の**安全対策**を図る

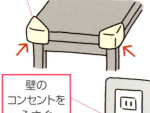

テーブルや机の角にクッション材をつける

壁のコンセントをふさぐ

② 外出先では親が必ず**手をつなぎ、離さない**ようにする

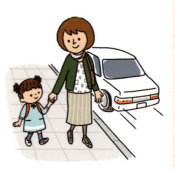

③ 多動性や衝動性の強い幼児には、**幼児用リード**を利用する

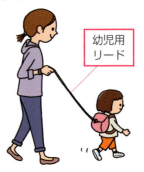

幼児用リード

④ 日ごろから、どこが危険か、どういう場面が危険かを**具体的に教えておく**

⑤ **親が手本を示し**、信号を見る、車が来ないか確認するといった行動を教える

⑥ 安全確認のための**基本行動を習慣化**させ、忘れていたらそのつど注意して気づかせる

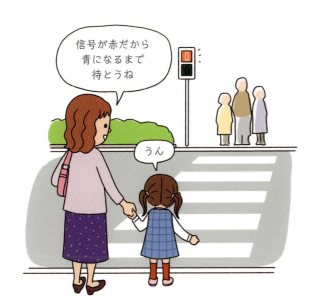

交通安全のための基本ルールを教える

横断歩道を渡るときは信号が青になるのを待ってから、左右を見て車が来ないのを確認するといった基本ルールを覚えさせ、習慣にさせます。外出時などに親が手本を見せながら教えるとよいでしょう。

大人が声をかけ危険なことを理解させる

不注意や衝動性があると、危険に気づきにくかったり、とっぴな行動をとったりして、事故にあいやすくなります。また、危険を察知し、それを回避する感覚に弱さがあるケースもあります。自動車が接触しそうなほど近づいてきても避けようとしなかったり、危険だと思っても体がスムーズに動かなくて、避けきれなかったりということもあります。

そばにいる大人が声をかけ、場合によっては安全なほうに移動する支援をする必要があります。また、日ごろから、信号を見ることや、車が来ないか確認することを教え、習慣化させるようにしましょう。何が危険で、どうすれば安全なのかを、ことあるごとに説明し、理解させるように努めます。

家の中では、ベランダに踏み台になるようなものを置かないようにしたり、家具の角をクッション材で覆ったりして、安全な環境づくりに努めます。このほか、外出時に迷子になりやすいので、親がしっかり手をつなぐこと、子どもから目を離さないことを心がけます。子どもが手を離してしまうのであれば、幼児用リードを活用します。

ワンポイントアドバイス

事故のリスクが高いという認識を

アメリカの調査では、ADHDの子どもは歩行中にけがをしやすく、さらに、負傷した際のけがの程度がADHDではない子と比べて重いことが報告されています。本人によく言い聞かせておけば大丈夫と過信せずに、親が子どものようすをしっかり見守る意識をもち続けることが大切です。

2章 【家庭】危険な目にあわせない

ADHD 〇　自閉症スペクトラム ◎　学習障害 ―

家庭　パニックを回避する

感覚過敏などがあってパニックを起こしてしまう子どもに対しては、パニックの原因となる状況をつくらないように配慮します。

効果的なサポート例

1 本人の<u>こだわりや感覚過敏の傾向</u>を理解しておく

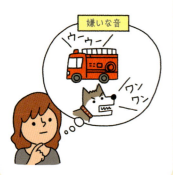

2 感覚過敏を引き起こす<u>原因をつくらない</u>ようにする

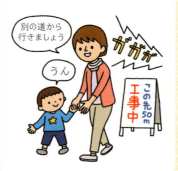

3 変化への抵抗が強いときは、できるだけ<u>変更をしない</u>ようにする

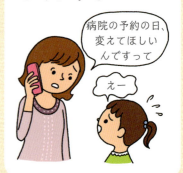

4 特有のこだわりがある場合は、その<u>こだわりを尊重</u>する

5 パニックが起こってしまったら<u>クールダウン</u>させる

6 自傷行為がみられたら、<u>危険のないよう保護</u>する

7 パニックが起きているときは、なるべく<u>刺激を与えない</u>

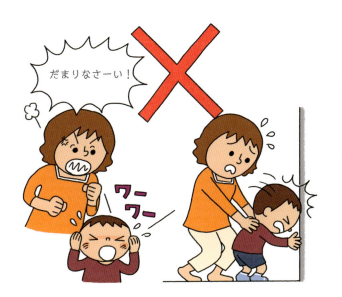

パニックが起きたら刺激しない

パニックが起きたときは、大声で叱ったり、力で押さえつけたりしないようにします。こうした刺激はパニックを長引かせるおそれがあります。そばで静かに見守り、落ち着くのを待ちましょう。

パニックの原因となる状況をつくらない

パニックは何らかの原因で不安や不快が大きくなり、耐えきれなくなって生じるものです。周りの人にはわからなくても、本人が不安でつらい思いをしていることを察してあげることが大切です。

大声を上げて泣き叫んだり、その場から走り去ってしまったりするだけでなく、自分の頭を床や壁に打ちつけたり、腕をかんだりといった自傷行為に至るケースもあります。自傷行為がみられたときは、けがなどしないよう親が体や手を使って保護してあげましょう。

パニックへの対応で重要なことは、パニックが起こらないよう予防することです。たとえば、大きな音が苦手な子には音を聞かせない配慮をし、予期せぬ変更に対応できない子には変更を強いることがないようにします。また、楽しすぎて興奮してしまい、自己制御が利かなくなって腕をかむケースもあります。こうした場合は、興奮させすぎないような気配りも必要です。年齢とともに、子ども自身が自分の苦手なことを理解し、「音を止めて」「予定を変えないでください」と自ら伝えられるようになることが求められます。

ワンポイントアドバイス 「対応」よりも「予防」を

パニックが起こっているとき、コントロールのできない不安や恐怖と闘いながら本人もつらい思いをしています。パニックを繰り返すと不安が大きくなり、より神経過敏になってパニックを起こしやすくなります。パニックが起きてから対応するのではなく、起こさないように配慮することがより大切だといえます。

| ADHD ◯ | 自閉症スペクトラム ◎ | 学習障害 ◯ |

家庭 的確に意思表示をする

自分の意思を明確に表すことが苦手な子どもには、選択肢を示して選ばせるといった方法を使って、意思表示できるように導きます。

効果的なサポート例

① 質問内容を理解できていなければ**詳しく説明**する

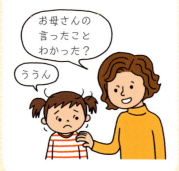

② 自分の意思が示せない場合、**選択肢を示して**選ばせる

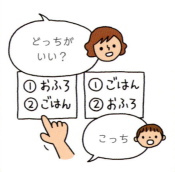

③ 選択肢から**消去法で聞いて**、残ったものを選ばせる

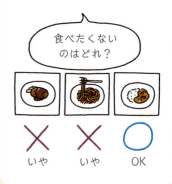

例 「いやなのはどれ？」など

④ 選んだり決めることができない、あるいは自分の意思がわからないという子には、**無理に決めさせない**

⑤ 選択肢を示す聞き方、消去法の聞き方は、**段階的に支援の手を抜き**、自ら意思表示できるように促す

社会のなかで必要な自分の考えを表す力

好きか嫌いか、良いか悪いかといった意思表示が必要になる場面は、家庭でも、園や学校でも数多くあります。また、いくつかの選択肢から適したものを選ぶという機会もあるでしょう。そうしたときに、意思表示がうまくできない子どもがいます。

自分の意見や希望があるのに、それをことばで表現できないケースもあれば、自分の明確な意思がなく、選んだり決めたりすること自体ができないケースもあります。控えめな性格とされ、大きな問題にはなりにくいですが、いつもはっきり言わないままうやむやにしていると、集団生活ではしだいに存在を軽視されていくおそれがあります。

日ごろから、家庭のなかでも意思表示をはっきりさせる練習をしておくことがすすめられます。子どもが明確に答えられないときは、選択肢を示して選ばせたり、いやなものを消去したりといった方法を用いてサポートします。意思表示ができるようになることで、人とのかかわりが生じ、意見のやりとりをしたり、共感や反感などの感情も生まれたりして、豊かな社会性が育まれていきます。

社会生活で必要となるスキル

将来の社会生活を見据えれば、意思表示を行うスキルは必要不可欠です。発達障害のある人にとって、意思表示をして他者から理解され、受け入れられるようになることは大きなメリットといえます。

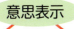
意思表示

○ する	✕ しない
周りの人から理解されやすく人とのかかわりが生まれる	周りの人から理解されにくく人とのかかわりが生まれにくい

社会への参加／社会から孤立

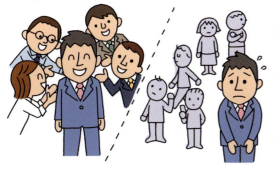

ワンポイントアドバイス　追求しすぎない配慮も

子どもが自分の意思を伝えたいのにうまく伝えられないときには、意思表示を促すサポートをしますが、本人が意思表示したくないと考えているケースもあります。「言いたくない」「決めたくない」意思がある場合は、それを尊重しましょう。本人の気持ちを推し量り、必要に応じて支援の手を差し伸べることが大切です。

| ADHD — | 自閉症スペクトラム ◎ | 学習障害 ○ |

家庭 感情をことばで表現する

自分の感情理解がうまくできないと、不安やいらだちから、かんしゃくを起こしやすくなります。気持ちをことばで表現する練習が必要です。

効果的なサポート例

1 パニックやかんしゃくを起こしたときに、気持ちを読み取り代弁する

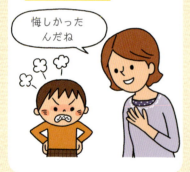

例 「悔しかったんだね」など

2 「表情カード」で気持ちを表現する練習をする

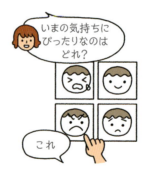

3 「表情カード」と結びつく「気持ちカード」を選ぶ練習をする

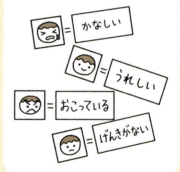

4 気持ちと結びつくことばを理解させる

5 「表情カード」「気持ちカード」を使ったゲームをする

6 自分の気持ちをことばで表現できたらほめる

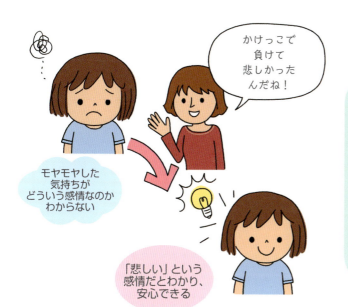

感情をことばにできると安心できる

自分の感情がことばで理解できないと、不安やいらだちが大きくなりやすいといえます。子どもの気持ちをことばに置き換えてあげることは、心の自己理解を深め、安心感を高めることになります。

感情をことばにして周囲の理解を得る

　パニックやかんしゃくを起こす背景に、自分の感情をことばで理解・表現することができないことがあるといわれています。カッとなってしまう理由が悔しさなのか、怒りなのか、悲しさなのかが理解できると、それを納得して受け止めることができるのですが、モヤモヤした気持ちの原因が自分でもわからないままだと、不安が大きくなり、感情をぶつけて暴れてしまったりするのです。

　自分の感情を理解するためには、まず、「表情カード」で、自分の感情がどの表情と合致しているかを確認し、感情と表情を結びつける練習をします。それができるようになったら、表情をことばに置き換えるトレーニングをします。笑顔は「うれしい」、泣き顔は「悲しい」というように、使えることばを少しずつ増やしていき、自分の感情と結びつけます。

　感情をことばで表現できるようになると、周りも本人の気持ちを理解することができるようになり、誤解や行き違いによるトラブルも起こりにくくなります。その結果、子ども自身も混乱することが少なくなり、感情をコントロールしやすくなると考えられます。

ワンポイントアドバイス　感情をことばに変換する

　いじめられていやな気持ちでいるのに、それをうまくことばで言えなければ、自分が不快な思いをしていることを周囲に理解してもらうことができません。気持ちにぴったりくることばを見つけるために、最初は、大人がどんな気持ちかを子どもに聞き、ことばに「変換する」作業をていねいに行ってあげることが大切です。

| ADHD ◎ | 自閉症スペクトラム ◎ | 学習障害 ◎ |

家庭　状況に合わせて話をする

人との会話をスムーズに行うためには、相手に合わせた話し方が必要です。ことばのキャッチボールがうまくできるように導きます。

効果的なサポート例

1 問いかけに適切に答えられない場合、意図が *理解されているか確認* する

2 人にわかりやすく説明するために、*5W1H* を意識して話す練習をする

- どこで？ 校庭で
- なぜ？ 苦手でできない
- だれが？ 先生が
- 何を？ 鉄棒を
- いつ？ きのう
- どのように？ 教えてくれた

3 *時系列に沿って* 話ができるように練習する

- たっくんとボールであそんでいた
- ↓
- ぼくのボールがたっくんに当たった
- ↓
- たっくんが怒った
- ↓
- けんかになった
- ↓
- ぼくが謝って仲直りした

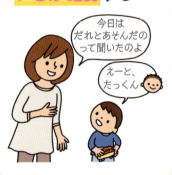

今日はだれとあそんだのって聞いたのよ
えーと、たっくん

4 相手の話を *聞き終わってから、自分の話をする* ことを教える

5 話したいと思ったときは *3秒待ってから話そう* と教える

6 自分の関心事を話しすぎてしまうケースでは、*時間を区切り*、続きはあとで聞くことを保障する

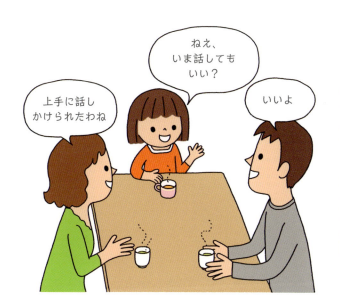

基本的な会話のマナーを教える

会話に割り込まない、相手の話が終わってから話しはじめる、会話に加わるときは「話してもいい？」と了解を得るなど、基本的な会話のマナーを教えます。上手にできたときは、ほめましょう。

相手に合わせた話し方を教える

ADHDの傾向がある子の場合、思いついた話を黙っていることができず、人が話している途中でも割り込んでしゃべり出してしまうことがあります。また、自閉症スペクトラムでは、自分の関心事について、繰り返し（あるいは長時間）、話し続けてしまうことがあります。いずれのケースも、相手がどんなふうに感じているかということに配慮することができないため、場の雰囲気を悪くしたり、会話がちぐはぐになったりして、人間関係を悪化させる可能性があります。

まず、会話のマナーとして、会話をしている人の間に割り込まない、相手の話が終わってから自分が話す、全く異なる話題を急にもち込まない、相手の了解なく自分の話を長時間続けないといったことを教えます。家族と話しているときに、マナー違反がみられたら、そのつど注意しましょう。

また、大切なことを的確に伝えるために、順序立てて話すことや、「５Ｗ１Ｈ」を意識して話す練習も必要です。うまく話せない子には、家族にいろいろインタビューしてもらい、答えさせる練習をしてみましょう。

ワンポイントアドバイス　会話のマナーを教える

場の空気が読めないと、会話に割り込んだり、食事中に汚い話をしたりしてしまいます。話の輪に加わりたいときは、人が話し終わったところで「一緒に話してもいい？」と声をかけるよう教えます。話題選びについては、その場にふさわしくない話をしていたら注意し、どの場面でどの話題がよくないのかを説明します。

ADHD ○　自閉症スペクトラム ◎　学習障害 —

家庭　友だちとコミュニケーションをとる

人の表情や感情を読む練習をしたり、ことばづかいのルールを教えたりして、コミュニケーションスキルの向上を図ります。

効果的なサポート例

1 「表情カード」で表情を読むトレーニングをする

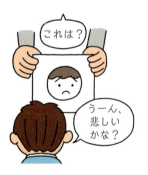

2 人の体や外見に関することは言わないルールを教える

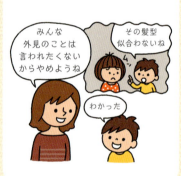

3 「貸して」「入れて」などと言われたとき、相手を拒絶しないことを教える

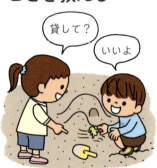

例　「"いいよ"で返すよ」など

4 ケンカになりやすい相手とはかかわる機会を減らす

5 身体接触をしたがる場合は、適切な距離をとるよう促す

6 過度な身体接触を避けるため、相手に断ってつかんでもよい場所を示してもらう　　例　衣服のそでや、すそなど

人の感情や場の空気を読む練習を重ねる

　自閉症スペクトラムのなかに、見たまま、思ったままをストレートにことばに出してしまう特性のある子がいます。体形を気にしている人に「太っているね」と言って相手を不快にさせてしまっても、本人にしてみれば正直に言っただけのことなので、歩み寄ることができません。人の外見上のことや体のことについては言わないという暗黙のルールが理解できていないために、こうしたことが起こります。

　なぜそのように言ったら相手が不快になるのかという理由は置いておき、相手をいやな気持ちにさせることばを言わないよう教えましょう。まずは、人を不快にさせることばをいくつか教えて、使わないように指導します。

　表情を読むことが苦手な子には、「表情カード」などを使って、表情と感情を結びつける練習をしましょう。また、トラブルが起きたときなどに、状況を紙に描いて振り返りながら、そのとき相手がどう思ったのかを考え直すことも有効です。そのつど相手がどう感じたかを理解することが、コミュニケーションスキルのアップにつながります。

状況を振り返りながら改善点を考える

不用意なことを言って相手を怒らせてしまった経験について、どうすればよかったのかを一緒に考えましょう。振り返っておくことで、次に同じ場面に遭遇したときに適切にふるまえるようになります。

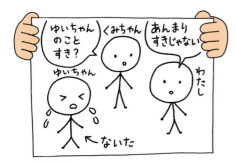

どうすればよかった？

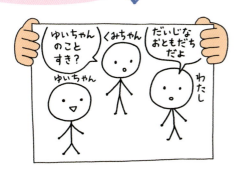

※「好き」とは言えないときは、別の言い方を考えておく

ワンポイントアドバイス　**人を不快にすることばを教える**

　「太っている」「はげている」など、聞いた人が不快になることばを言わないように教えます。自閉症スペクトラムのある子のなかには、どんなことばが人を不快にするのかを理解できない子もいます。ですから、「外見のことや体のことは言わない」というようにルールを決めて説明し、「そういうものなんだ」と理解させましょう。

| ADHD ◎ | 自閉症スペクトラム ◎ | 学習障害 — |

家庭

怒りや衝動を抑制する

かんしゃくを起こさないように自己抑制するスキルとともに、かんしゃくを起こしてしまったときの対処法も準備しておく必要があります。

効果的なサポート例

1 かんしゃくを起こしたときは**基本的には無視**する

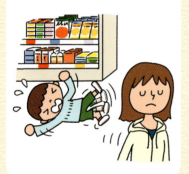

2 かんしゃくがおさまったら**ほめる**

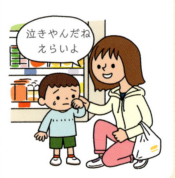

3 かんしゃくを起こしそうになったときの**怒りのおさめ方**を一緒に考える

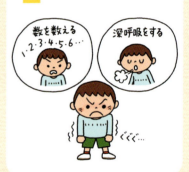

例: 数を数える、深呼吸をするなど

4 かんしゃくを起こさずに**がまんできたらほめる**

5 親が怒りの**コントロールの手本**を示す — 例: 時間をおく、別室に行くなど

6 「かんしゃくを起こしても本人の言い分は聞かない」という**家族の間でのルール**を決めておく

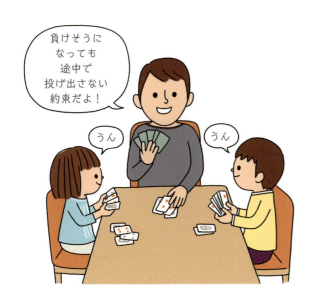

負けや失敗を受け入れられる力をつける

発達障害のある子のなかには、ゲームや競技で自分が負けるとかんしゃくを起こす子がいます。負けが受け入れられるよう、家族でゲームをするときなどに、負けても怒らないルール決めをしましょう。

かんしゃくに対しては無視を貫く

　自分の要求が満たされなかったり、負けや失敗が受け入れられなかったりしたときに、衝動的に怒りを爆発させてしまう子がいます。背景には、自分の感情をうまくコントロールできないことや、勝ちへの強いこだわり、成功体験が少なく失敗した自分とうまく向き合えないといったことが考えられます。

　家庭では、「かんしゃくを起こしたときの言い分には耳を貸さない」というルール決めをしておき、かんしゃくを起こしても親が相手にしないようにします。かんしゃくを起こせば親が根負けをして自分の言い分を聞き入れてくれると思わせないことが大切です。

　一方で、かんしゃくに至らないよう感情コントロールのスキルを身につけることも重要です。カッとなったときに、数を数えたり、おまじないのことばをつぶやくことでクールダウンできるよう親が一緒に話し合い、本人に適した方法を見つけましょう。そして、かんしゃくを起こさず、がまんできたときは、おおいにほめてあげるようにします。

　こうした経験の積み重ねにより、しだいに自己抑制が利くようになります。

ワンポイントアドバイス　**親のふるまいがモデルとなる**

　親自身がカッとなったとき、どうやって怒りを抑えるかを子どもに示すことも手本となります。怒りがピークに達しているときは、「今は怒りが爆発しそうだから、あとで話しましょう」と子どもに説明し、少し時間をおいたり、別室で気持ちを静めたりしてから、子どもと向き合うようにしましょう。

ADHD ◎ 自閉症スペクトラム — 学習障害 —

家庭 攻撃的な言動をしない

反射的に乱暴な言動をとってしまう子どもには、きつく注意するのではなく、上手にふるまえたときにほめることが効果的です。

効果的なサポート例

1 乱暴をしたときは**理由を問わず**、まず相手に謝らせる

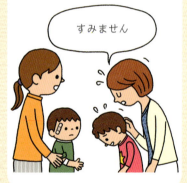

2 悔しさや悲しさなどの**気持ちを察して**理解を示す

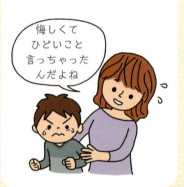

3 注意するときは、**低く落ち着いた声**で制止する

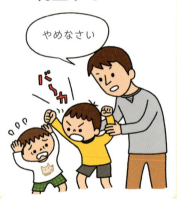

4 暴れてしまうときは、静かな場所で**クールダウン**させる

5 乱暴にふるまったことをきつく**叱責（しっせき）しない**

6 攻撃的にならない**言い方、接し方**を教える

7 攻撃的にならない言動ができたときは**ほめる**

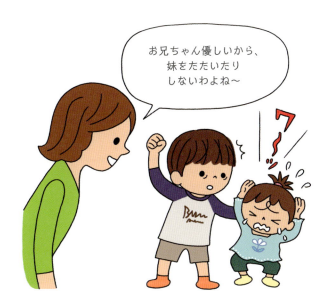

ネガティブにかかわらせないために

ふだんからけんか腰で、乱暴な口のきき方をしてしまう子は、どこか満たされていなかったり、不安があったりするものです。いっぱいほめて、自己肯定感を高めさせることが効果的です。

注意するよりも、上手にふるまえたときにほめる

　気に入らないことがあると乱暴な行動をしたり、「どけ」「うるさい」など、人を威圧することばを使ったりする子どもは、衝動性が高く、自己抑制が利かない場合が少なくありません。同時に、ほめられたり認められたりした経験が少なく、欲求が満たされてこなかった背景があると、対人不安や不信感が強くなり、攻撃的な言動をとりやすくなります。

　乱暴をしてしまい、人を傷つけてしまったときは、理由は問わず、まず謝らせます。そのうえで、そうするだけの言い分や思いが本人にあったと察せられたときは、その気持ちを理解してあげましょう。また、日ごろから、否定的なことばはできるだけ使わないように家庭でも注意し、「どけ」ではなく「通らせて」と、人を威圧しない言い方に変えることを教え上手にできたときにはほめると効果的です。それでも乱暴してしまいそうなときには、すかさず「○○くんは人をたたいたりしないよね、優しいものね」と釘を刺すのもひとつの方法です。衝動に任せてとろうとした行動を、いったん止めて自問させる機会を与える効果があります。

ワンポイントアドバイス　感情的な対応は逆効果

　子どもが乱暴な行動をとったとき、親としては感情的に叱りつけてしまいたくなりますが、厳しい叱責は自己肯定感を損なうことになり、逆効果といえます。むしろ、優しいことばづかいができたときや、穏やかな行動がとれたときにしっかりほめて、攻撃的にならなければ人とうまくかかわれることを学ばせます。

| ADHD ◎ | 自閉症スペクトラム ◎ | 学習障害 — |

家庭

社会ルールを守る

順番を待つ、意見が分かれたら多数決で決めるなどの基本的な社会ルールは、場面ごとに、そのつど教えて理解を促します。

効果的なサポート例

1 ルールを知らない場合は、**そのつど教える**

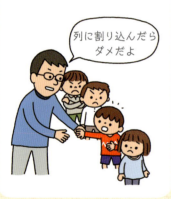

「列に割り込んだらダメだよ」

2 ルールを知っていても守れない場合は、**思い出せるような声かけ**をする

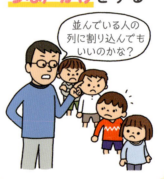

「並んでいる人の列に割り込んでもいいのかな?」

3 ルールが守れたら**おおいにほめる**

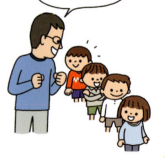

「ちゃんと後ろに並べたねえらいね!」

4 ルールが思い出せないときは、**もう一度教える**

5 ルールを守る**メリットを実感させる**

6 ルールを守らないとどうなるか、守ったらどうなるかの**2つのパターンのストーリーを想像**させる

7 ルールが守れている**モデルをほめる**　例 きょうだいなど

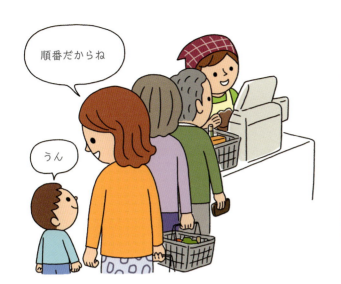

親が手本を見せることが大切

家族で出かけたときなどに、親が社会ルールを守る姿を子どもに見せることが大切です。買い物でレジの順番を待つ、バスに乗るときに列に並ぶといったルールを親が率先して守りましょう。

ルールを守ってよかったという経験が必要

　列に並んで順番を待つ、意見が分かれたときは多数決やじゃんけんで決めるなど、多くの子どもが知っているルールを、発達障害のある子は理解できなかったり、守ることができなかったりする場合があります。教えられても忘れてしまったり、知っていても衝動的にルールに反してしまったり、強いこだわりから受け入れられなかったりするのです。

　ルールを知らない、あるいは忘れてしまった子どもには何度も教えましょう。そのつど理解し、ルールに従えればそれでよしとします。ルールに反した行動をとっても、頭ごなしに叱りつけるのではなく、静かに注意し、ルールを思い出させます。

　こだわりを曲げたくない子には、ルールを守らないことで生じる問題、守ることでうまくいくストーリーを、ロールプレイやマンガに描いたりして説明し、理解させます。

　大切なことは、本人がルールを守ったときに「うまくいった」「よいことがあった」という体験をさせることです。ルールを守るメリットを実感させることが、ルールを守ろうという動機づけになります。

ワンポイントアドバイス　ルールが守れたらほめる

　ルールが守れなかったときに叱るより、ルールが守れたときにほめるほうが効果的です。また、ルールを守っているきょうだいをほめることも、ルールを守ることが望ましいという理解につながります。親にほめられる、人との衝突が減るという経験を重ねることで、ルールを守ったほうがよいと実感していきます。

ADHD ◎　自閉症スペクトラム ◎　学習障害 —

家庭　身だしなみを整える

身だしなみに気が回らない子には、鏡を見る習慣づけをしましょう。感覚過敏のため衣服をきちんと着られない子には、一定の配慮をします。

効果的なサポート例

1 ボタンの留め方やすその始末など基本的な<u>衣服の着方</u>を教える

襟元がきついときは一番上のボタンは外してもよい

暑いときはそでをまくってもよい

2 ボタンやファスナーの開閉などは、<u>指先の発達のレベル</u>に応じて教える

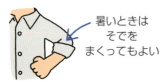

ボタンやファスナーのつまみを指でつまめる

3 外出前などに鏡を見て、<u>衣服を整える</u>習慣をつける

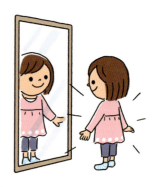

4 トイレのあとや着替え終わったときに<u>衣服が乱れやすいこと</u>を理解させる

5 感覚過敏（かびん）による着用の乱れの問題は、ある程度は<u>許容する</u>

6 気に入った服を着続けたがる場合、<u>こだわりを尊重する</u>

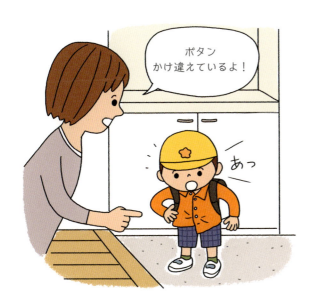

出かける前に親がチェックする

学校では、身だしなみが乱れていることが原因で、友だちからからかわれたりすることがあります。登校前に親も外見をチェックするようにし、気になるところがあれば注意してあげましょう。

鏡を見て衣服を整える習慣づけが大切

　幼児期の間は身だしなみに気を配らなくても大丈夫ですが、就学後は衣服がきちんと着られているか、自分で気をつけるようになることが望ましいといえます。発達障害のある子どものなかには、衣服を整えることに頓着しない子もおり、外見がだらしなく見えることで損をしてしまうことがあります。

　外出前に鏡を見て、ボタンのかけ違いや、すその乱れなどがないか確認することを習慣づけるように促しましょう。手先が不器用な子どもはボタンやファスナーをうまく留められないかもしれません。学校に着ていく衣服は、本人が一人で着脱できるものにします。

　一方、感覚過敏のために、同じ衣服をずっと着続けたがる、靴下をはきたがらないといった問題が生じるケースがあります。感覚過敏については子どもがかなり不快な状態にあることを理解してあげて、可能な限り許容しましょう。お気に入りの服を洗濯しなければならないときだけはほかの服を着る、公の行事の場では靴下をはく、というように、限られた状況ではがまんしなければならないことも理解させます。

ワンポイントアドバイス

正しい靴のはき方にも留意

　自閉症スペクトラム特有の感覚過敏・感覚鈍麻により、靴を左右入れ替えてはいてしまう子がいます。そのほうが足になじむと感じているためです。しかし、足の健康・成長のためには正しくはくことが望ましいといえます。左右が識別できる中敷きのついた靴などを利用し、正しくはけるように習慣づけましょう。

| ADHD ◎ | 自閉症スペクトラム ― | 学習障害 ― |

家庭 整理整頓をする

整理整頓が苦手な子どもには、片づけるきっかけを与え、一緒に手伝いましょう。きれいになった空間を気持ちよいと感じる心も大切です。

効果的なサポート例

1 棚や整理箱にしまう物がわかるような<u>マークをつける</u>

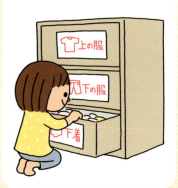

2 あそびや勉強のあとに、<u>片づける習慣</u>をつけさせる

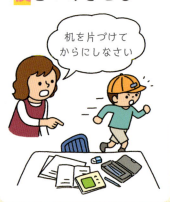

机を片づけてからにしなさい

3 部屋が散らかりすぎる前に<u>定期的に片づける</u>よう促す

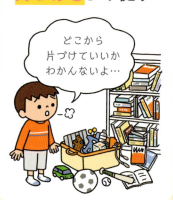

どこから片づけていいかわかんないよ…

4 片づけ方がわからないケースでは、親が<u>一緒に手伝う</u>

5 整理済みの状態の写真を<u>片づけの見本</u>として掲示する

6 片づけが終わったあとに、きれいになったことを<u>評価する</u>

7 整理する物を分類するときは、<u>細分化しすぎない</u>

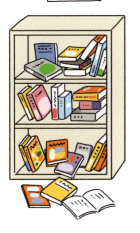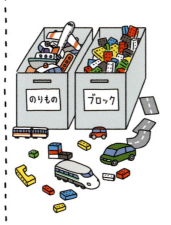

少しずつ片づけることで負担を減らす

乱雑に散らかった部屋を一度に片づけようとすると、見通しも立てられず、気が滅入ってしまいます。今日は本棚だけ、明日はおもちゃ箱、というように少しずつ着手し、精神的な負担も軽くします。

部屋が散らかる前にこまめに声かけをする

　ADHD特有の忘れっぽさや移り気な性質のために、出した物を片づける前に別のことに興味が移ってしまい、結果的に「片づけられない」という状況が起こります。手がつけられないほど散らかる前に、親が片づけるよう声をかけ、子どもだけで整理することが難しいようなら手伝うようにしましょう。

　片づけるときに、何をどこにしまえばよいのかわからないという事態も、たびたび起こります。

　タンスの引き出しや棚、整理箱の目立つところに、その場所にしまうべき物がわかるように文字や絵でマークをつけるようにすると、整理時のガイドとなります。また、片づいた状態の写真を各場所に貼って、片づけ方の見本にすることも有効です。

　片づける作業そのものは楽しいことではありませんから、モチベーションを上げることは難しいですが、一緒に手伝う、長時間に及びそうなときは半分だけ片づけるなど、つらいという印象を与えない配慮も必要です。片づけが終わった部屋を見渡して、居心地のよい空間になったと実感させることも大切です。

ワンポイントアドバイス　しまう場所を細分化しない

　整理整頓が苦手な子に片づけ方を教えるときは、しまう物を細分化せず、大ざっぱにさせるほうがうまくいきます。たとえば、ブロックを色や形で分類して整理すれば見た目はきれいですが、作業が煩雑になり、片づける意欲が失われます。細かい物などは、箱に雑多に入れるだけでよいことにしましょう。

ADHD	自閉症スペクトラム	学習障害
◎	ー	ー

家庭　忘れ物を減らす

忘れてしまうことをせめることよりも、どうしたら支障なく活動が行えるかが重要です。忘れたときの対応策も考えておきましょう。

効果的なサポート例

1 園や学校から**持ち帰った物を親に見せる**ように促す

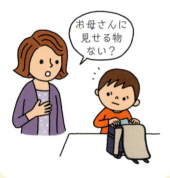

2 **「持ち物チェックシート」**で忘れ物がないか確認する

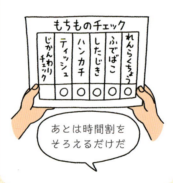

3 持ち物の数、種類をできるだけ**増やさない**

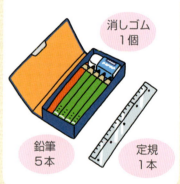

4 翌日持っていく物は**前の晩に用意**する習慣をつける

5 持ち物の準備の手順がわからない場合は**親が手伝う**

6 特別な活動で必要となる持ち物は、先生から**親に直接連絡**をもらえるようにお願いしておく　例：水泳、調理実習など

7 忘れ物が減ったら、**おおいにほめる**

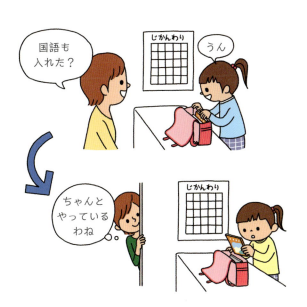

一人で準備できるよう支援する

最初は親が一緒になって忘れ物がないか確認作業を手伝いますが、慣れてきたら、子どもが一人で準備できるように少しずつ支援の手を抜いていきます。

短期記憶が弱くても忘れない確実な方法を

　忘れ物をしてしまうのは、ADHDなどにみられる短期記憶の弱さが原因であり、「だらしない」などと言って子どもをせめないようにすることが重要です。忘れ物をしないようにするためには、園や学校の先生にも協力を求め、家庭でも園や学校でも、子どもに忘れ物がないか確認を促す声かけをすることが欠かせません。

　そのうえで、子ども自身ができる取り組みとして、「持ち物チェックシート」をつくり、毎日、持ち物の準備をするときに必要な物がそろっているか確認する習慣づけをするようにします。最初は、親と一緒にチェックシートを使って確認作業を行いますが、慣れてきたら一人でさせるように促しましょう。

　短期記憶の弱さがある子の場合、一度忘れ物をしてつらい思いをすることで忘れ物を減らす効果につながることは、あまり期待できません。むしろ、忘れてしまっても困らない対処をしておくことが必要だといえます。たとえば、学校に持っていくのを忘れてしまうと学習に差し障る筆記用具などは、学校にスペアを1セット置いておくとよいでしょう。

ワンポイントアドバイス　**持ち物を移動させない**

　必要な物を持っていくのを忘れたり、どこかに置き忘れたりするのを防ぐためには、物を移動させないことが有効です。たとえば、学習道具のうち学校に置いておいてよい物は持ち帰らないようにします。学校から持ち帰った物も、家で使わないなら、ランドセルに入れっぱなしにしておくほうが無難です。

| ADHD ◎ | 自閉症スペクトラム ◎ | 学習障害 — |

家庭

時間を気にしながら行動する

時間の経過を気にすることが苦手なケースでは、声をかけたり、タイマーを見せたりすることで、時間を意識させるように促します。

効果的なサポート例

❶ 声をかけて、**時刻や残り時間を知らせる**ようにする

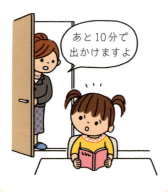

❷ 見える場所にタイマーを置き、**残り時間を意識**させる

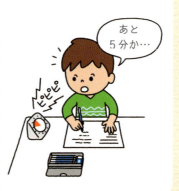

❸ 課題を終えるための見通しが立てられない場合は、**一緒に計画**を立てる

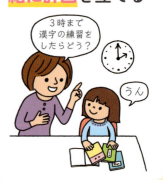

❹ 時間配分がうまくできない場合は、**課題を小分け**し、それぞれに必要な時間を設定する

❺ 当初の予定が計画通りに進まないときは、途中で**計画の変更**を促す

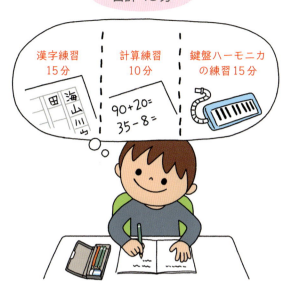

限られた時間のなかで配分を考える

時間配分を考えるには高いスキルを要します。小学校高学年以降、テストを受けるときに、どの問題に何分使えばよいか考える力が必要になります。時間配分を気にする習慣をつけておきましょう。

時間の経過を意識できるよう配慮する

発達障害のある子どものなかには、時間の経過を意識することが苦手な子や、ひとつのことに取り組みながら、ほかの事柄（時間の経過やルールなど）を気にすることが難しい子がいます。短期記憶の弱さや注意の切り替えの困難があるうえに、一度にいろいろなことを考えると混乱しやすくなるためです。

たとえば、課題の終了時刻を記憶できないケースでは、「あと○分で終わりよ」と、ときどき声をかける必要があります。また、残り時間がひと目でわかるアナログ式のタイマーも、時間の経過を意識させるのに役立ちます。

限られた時間内に複数の課題を終わらせるためには、それぞれの時間配分を考慮することも重要ですが、こうした配慮が苦手なのも、発達障害の特性のひとつです。

ひとつの課題につき、どれくらいの時間をあてれば時間内にすべて終わらせることができるか、親が一緒に考えてあげて、見通しを立てさせることも必要でしょう。

また、予定通り作業が進まなかったときには、途中で計画の変更をしなければならないことに気づかせることも重要だといえます。

ワンポイントアドバイス　時間に間に合わせる意識を

発達障害の子どもはマイペースなことが多く、早くこなそうといった意識も低い傾向があります。しかし、学校で時間制限のあるテストや発表を行うときに、時間の経過に無頓着なわけにはいきません。スピードを求められたときに、うまく対応できるようにするために、時間を守る意識づけをする必要があります。

| ADHD ◎ | 自閉症スペクトラム ○ | 学習障害 — |

家庭 課題や宿題に集中して取り組む

集中できないのはやる気がないのではなく、ADHDの特性のためです。本人が集中しやすくなるよう、環境を整えることが大切です。

効果的なサポート例

1 雑音を消し、机を片づけて**集中しやすい環境**を整える

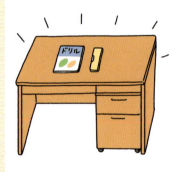

2 課題を**小分けし、小休止**を入れながら取り組ませる

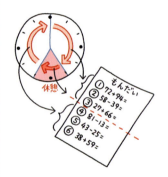

3 難しすぎる課題については**部分的に手伝う**

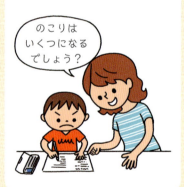

例：問題を読み上げる、1問だけ解き方を示す、内容を解説するなど

4 課題をやり遂げたところで、**おおいにほめる**

5 得意な教科、**好きな教科の宿題から先に**はじめさせる

6 集中できていないことを**せめたり、叱ったりしない**

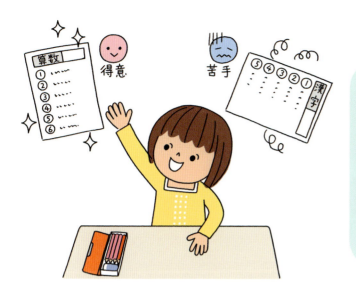

得意な教科の課題から手をつける

苦手な教科と得意な教科の宿題が出たときは、得意な教科から先にやらせます。得意な教科で波に乗らせることで、ほかの教科の宿題にも取り組みやすくなります。

本人の集中力に合わせ無理なく対応する

ADHDの特性のひとつに、集中力の不足があります。気が散りやすく、自己をコントロールして物事に集中することが苦手なため、机に向かって一定時間、黙々と宿題に取り組むといったことが難しくなります。

こうした場合、まず、集中しやすい環境条件をそろえることが支援の第一歩となります。テレビの音を消すほか、きょうだいを別室へ移動させる、机の上を片づけるといった対処をし、気が散りにくい学習空間をつくります。

集中力の持続時間が短い子どもには、課題を小分けし、ひとまとまりの課題が済んだら小休止を入れ、次の課題に取り組ませるようにするとよいでしょう。課題が難しすぎてスムーズに解けないために、集中が途切れやすくなる場合もあります。問題の内容を解説したり、途中まで一緒に考えてあげたりして、部分的な支援を行うことが必要です。

また、複数の課題をこなすときには、不得意な教科よりも、得意な教科からはじめるほうがスタートを切りやすくなります。本人がポジティブに課題に取り組めるよう、ささいなことにも配慮しましょう。

ワンポイントアドバイス　好きなことで集中力を発揮

ADHDのある子どもは、学習面などでは集中が続かない傾向がありますが、好きなことには没頭するケースも少なくありません。たとえば、ゲームなどにのめり込みやすい子もいます。そういうときの集中力を生かして、得意な分野で力を伸ばしたり、成果を上げたりすることができるようにサポートしてあげましょう。

| ADHD | 〇 | 自閉症スペクトラム | ◎ | 学習障害 | ー |

家庭 急な変更に対応する

特有のこだわりがあり、急な変更に対応しきれない子どもがいます。前もって変更を知らせ、見通しをもたせることで応じやすくなります。

効果的なサポート例

1 可能な限り、**急な変更をしない**ようにする

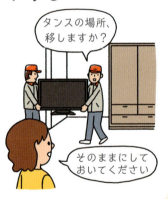

2 変更せざるを得ないときは、できるだけ**早く伝える**

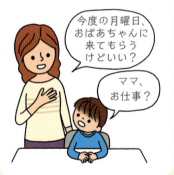

3 変更後、どのようになるのかを**絵などに描いて説明**し、見通しをもたせる

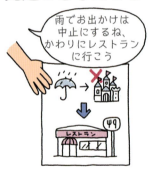

4 変更によって生じる**疑問や不安を聞き出し**て解決する

5 変更を受け入れたくない**気持ちを理解し、共感**する

6 変更がどうしても受け入れられないときは、変更を押しつけるのではなく、**妥協案を提案**する

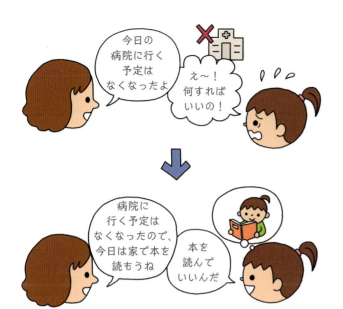

不安材料を取り除き安心させる

急な変更が受け入れられないのは、見通しを失い、不安になるからです。変更後どんな状況になるのか、何をすればよいのかを具体的に知らせることで安心感を得られ、変更を受け入れやすくなります。

変更は最小限にとどめる配慮を

　自閉症スペクトラム特有の強いこだわりがあると、変化や変更に柔軟に対応できないことがあります。とくに急な変更には対応しきれず、パニックを起こしてしまうケースもあります。がまんさせて従わせることは、本人にとっては相当なストレスとなり、こだわりやパニックがひどくなる可能性もあります。

　子ども自身のこだわりは尊重し、できるだけ変更を生じさせないよう配慮しましょう。それでもしかたなく変更しなければならないときは、早めにそのことを知らせ、変更によって何がどう変わるのかをわかりやすく説明します。変化を嫌う背景には、見通しがもてなくなることで不安が大きくなることが考えられます。不安が軽減されれば、変化にも応じやすくなります。

　また、変更の中身に配慮し、たとえば、時間は変えても場所は変えない、変える場所を本人がなじみのある場所にするといった配慮によって、不安を小さくすることができます。小さな変更に少しずつ対応できるようになれば、やがて大きな変更にも対応できるようになるでしょう。

ワンポイントアドバイス　子どもの気持ちに寄り添う

　子どもの意思に反し、急な変更を受け入れざるを得ないケースでは、まず、本人が大きな不安を抱え、苦しい気持ちでいることを理解し、その気持ちに寄り添いましょう。「つらいよね」「本当はいやだよね、わかるよ」と共感します。子ども自身もだれかに理解してもらえることで、気分を落ち着かせることができます。

ADHD ◎　自閉症スペクトラム 　学習障害 ◎

家庭

自信をもつ

自信をもたせるために、厳しい叱責をしないなど接し方に配慮します。他者の長所を見つけてほめるスキルも身につけるとよいでしょう。

効果的なサポート例

1 叱ったり、注意したりする機会を**できるだけ減らす**

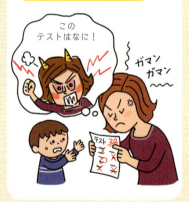

2 強い口調で叱ったり、**感情的に怒ったりしない**

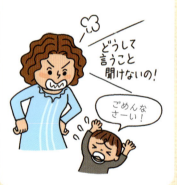

3 失敗やできないことで落ち込んでいたら、**得意なことに目を向けさせる**

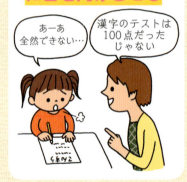

4 日常的な小さなことでも拾い上げて**ほめる**

5 家族で**ほめ合い**、自分の長所に気づかせる

例　お互いの長所を指摘し合う「ほめ合いっこゲーム」をするなど

6 他者のよいところを**認める気持ち**も養う

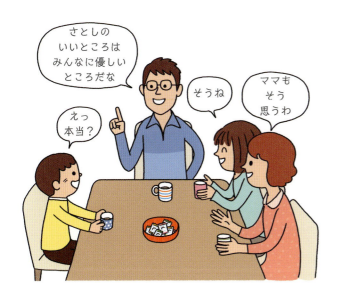

ほめる機会を増やして自信をもたせる

家族で「ほめ合いっこゲーム」などをして、お互いのよいところを見つけてほめ合う機会をつくりましょう。自分でも気づいていない長所を指摘されることで、自信がもてるようになります。

ネガティブなことは言わずプラス思考に導く

失敗したり、自分だけうまくできずに落ち込んでしまったり、自己否定的になってしまったりしているようすがうかがえたときは、「残念だったね」などのネガティブなことは言わず、「がんばったね」「上手にできていたよ」とポジティブなことばをかけるようにします。

苦手なことでうまくいかないときは、「だれでも不得意なことはある」「別の分野でがんばればよい」というふうに、得意なほうに目を向けさせるようにします。

自信をもたせるには、ほめる機会を増やすことが最も効果的です。ほめるときは、どこがどんなふうによかったのか具体的に指摘してほめてあげるのがコツです。ほめられた部分は本人もよく覚えていて、その後もその部分をがんばるようになります。

また、自信がついてきたら、他者の長所を認めてほめることもできるようになることが理想です。自信がないうちは、他者の長所を素直に受け入れることができません。自分にはない他者のよいところを見つけてあげて、そこを素晴らしいと言えるようになることができれば、自信も本物といえます。

ワンポイントアドバイス　ささいなことでもほめる

ほめるほどのことではないと思えるようなことでも、「よかったよ」と評価しましょう。近所の人にあいさつができた、忘れ物をしなかったなど、小さなことでよいのです。取り立てて大げさにほめられなくても、自分が親に認められていると感じることができれば、子どもは自信をつけることができます。

ADHD ◎ 　自閉症スペクトラム ◎ 　学習障害 ◎

家庭　得意なことを見つける

劣等感をもちやすいため、得意なことを見つけ、活躍の場をつくって自信をつけさせ、自尊感情を育てるように支援します。

効果的なサポート例

1 だれにでも**得意不得意**があることを理解させる

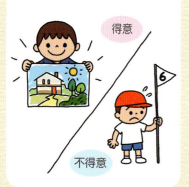

2 自分の**得意なことは何か**を子どもに考えさせる

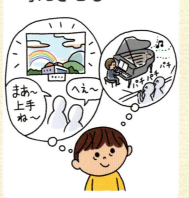

3 自分で見つけられないときは**一緒に考えて見つける**

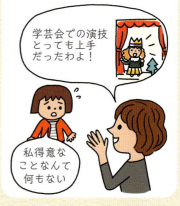

4 不得意なこと、苦手なことにも**気づかせる**

5 苦手なことより**得意なことでがんばろう**と応援する

6 得意なことでがんばれたときは、**おおいにほめる**

7 苦手なことにもチャレンジできたら**ほめる**

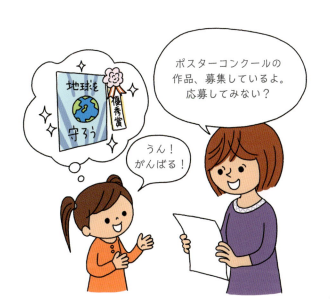

得意なことを伸ばすための支援を

得意なことを見つけたら、それをさらに伸ばすサポートをしてあげましょう。子どもが好きなことで活躍できる場を用意するほか、興味のあることをもっと深く学ぶための機会を設けられるように努めたいものです。

得意な分野で活躍できる機会を

　発達障害のある子どもは、注意されたり叱られたりする機会が多く、自尊感情が損なわれやすいといわれています。周囲から否定され、自分自身でも無力感を覚えるようになると、意欲を失ったり、大人や社会に反抗的な気持ちを抱いたりするようになります。

　だれにでも、得手不得手はあります。まず、そのことに気づかせ、本人にとって得意なこと、不得意なことは何かを考えさせましょう。自分で得意なことが見つけられないときは、親が一緒に考えて、「○○ちゃんは絵が上手よね」というように客観的な評価を伝えてあげましょう。周囲が評価してあげることは、自分を客観視する機会にもなります。

　評価するときは、「夏休みの宿題の絵が、ていねいに描かれていて上手だったよ」というように、具体的にどこが優れているのかも伝えるようにします。そのうえで、「今度、ポスターコンクールに応募してみようか」などと、活躍できる場を用意してあげるのもよいでしょう。得意なことが見つかると、それが自信となり、そのフィールドでがんばってみようという意欲もわいてきます。

ワンポイントアドバイス

苦手を意識させるタイミング

　自己理解を深めるためには得意なことと苦手なことの両方を認識する必要がありますが、幼いうちは得意なことを意識させるように努めます。小学校高学年になり、なぜ自分はできないのか悩むようになってきたら、苦手なことを意識させるようにしましょう。苦手分野では支援を求めてもよいということも理解させます。

| ADHD ◎ | 自閉症スペクトラム ◎ | 学習障害 ◯ |

家庭　新しいことにチャレンジする

不安や恐怖心が強く、未経験のことに挑戦したがらない子もいます。簡単なことから取り組ませ、成功体験を積ませることがポイントです。

効果的なサポート例

1 簡単なことに取り組ませ、**成功体験**を味わわせる

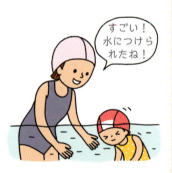

すごい！水につけられたね！

2 まず**親が手本を示し**、一緒にやることをすすめる

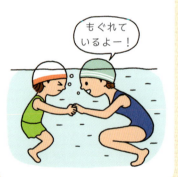

もぐれているよー！

3 **結果の成否は問わず**、本人が取り組んだ姿勢をほめる

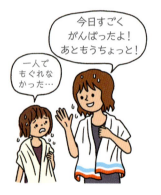

今日すごくがんばったよ！あともうちょっと！

一人でもぐれなかった…

4 本人がやってみたいと思うタイミングがくるまで、**無理強いはしない**

5 きょうだいや友だちの挑戦を見せて、**関心をもたせる**

6 失敗を恐れているケースでは、親が自分の**失敗談**などを**語って**、「失敗は当たり前」という意識をもたせる

7 過去の似た経験を思い出させて、**不安の軽減を図る**

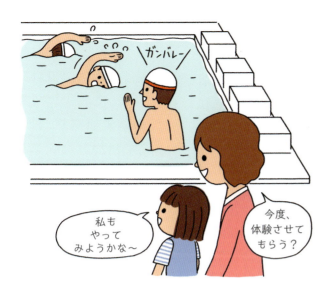

「やってみたい」という意欲を引き出す

きょうだいが取り組んでいるようすなどを見せて、自分もやってみたいという意欲を引き出すことが大切です。「やりたい」と言い出したときに、タイミングよく支援の手を差し伸べます。

根気よく働きかけて成功の喜びを味わわせる

　不安や恐怖心が人一倍強い子どもの場合、未知の経験にチャレンジすることに躊躇しがちな傾向がみられます。本人が強く拒否する場合は、無理強いをしないことが大切です。子ども自身が「やってみたい」「やってみよう」という意欲をみせるまで待ちましょう。その間、きょうだいや友だちが挑戦して、がんばっているようすや、成功して喜んでいるようすを見せることは、子どもの関心を刺激し、意欲をわかせるうえで有効です。

　本人が関心を示したら、低い目標を設定し、それが達成できたらおおいにほめることが重要です。その繰り返しで、少しずつレベルアップさせていくのです。成功した喜びをかみしめ、達成感を得ることが、さらなるチャレンジへの意欲をわかせます。

　同時に、「失敗はつきもの」ということも伝えましょう。発達障害のある子のなかには、失敗を極度に恐れる子どもがいます。親が自分の失敗談などを話すと、「失敗しても大丈夫なんだ」と子どもも安心できるでしょう。「失敗しても平気」というメッセージを送り続け、納得させることも大切です。

ワンポイントアドバイス

だれかと一緒に取り組む

　はじめてプールに入る、はじめて公園のアスレチックにチャレンジするといった場面で、きょうだいや友だちがそばにいて、一緒に取り組める環境が整っていることが望ましいといえます。一人で挑戦するより、仲間がいて、応援したり助けてくれたりするほうが、精神的に支えられ、大きな力を発揮することができます。

column ADHD（注意欠陥多動性障害）の治療は必要か？

ADHDの治療は二次障害に大きくかかわる

　発達障害に含まれる、自閉症スペクトラム、学習障害、ADHDのなかで、社会的に認められるようになったのがもっとも遅いのは、ADHDです。

　自閉症スペクトラムは1943年に精神科医のカナーによる記載が最初です。また、学習障害の中核にあるディスレクシア（読み書き障害）は1884年に最初に報告され、その後、1920年代にアメリカのオールトンにより広められました。これに比べ、ADHDは1980年あるいは1994年にアメリカ精神医学会の診断基準「DSM」によって知られるようになりました。

　ADHDの歴史は浅く社会的な認知もまだ十分ではないため、「本当に障害なのか」「治療（とくに薬物治療）を行う必要はあるのか」「多動や不注意は子どもらしい行動の特徴であって、それにADHDなどと診断名をつけることは間違いだ」という考えをもっている専門家もいます。

　私も、そのようなご意見を直接うかがったこともあります。かつては、そうした質問に対して明確に答えることはできませんでした。しかし、近年のさまざまな研究によって、最近は胸をはって教室や家庭での困難が強い子どもには治療が必要だといえます。とくに、アメリカでの二次障害についての調査研究で、ADHDの子どもは、そうでない子どもに比べて数倍も行為障害（素行障害）や不安障害になりやすく、その背景には成功体験が少ないことによる自尊感情（自己有能感）の低下があるという研究結果を知るようになったからです。

　また、薬物による治療で不注意や多動行動が軽快した子どもと、薬による治療を行わなかった子どもを10年間追跡したアメリカのハーバード大学の調査では、治療をしたグループでは行為障害やうつ病などの二次障害が3分の1に減ったことも報告されています。

　私自身も、日本を含めたアジア数か国（中国、タイ、ベトナム）で、不注意、多動行動の程度と、自尊感情の関係を調べてみましたが、そこには統計的に有意な負の相関関係があることが明らかになりました。とくに興味深いのは、5歳児と7歳児の比較です。7歳になると多動行動は減るのですが、それにもかかわらず、多動行動による自尊感情の低下は5歳児より大きいのです。小学校という環境のなかで、不注意や多動行動が子どもに強い負のインパクトをあたえていることがわかったのです。

　いま私は、表題のような質問に「必要がある」と自信をもって答えることができるようになりました。

3章

支援のしかたで子どもが変わる

園・学校生活編

人と合わせることが苦手な発達障害の子どもは、園や学校の集団生活で、より大きな困難にぶつかることになります。周りの大人が一定の許容をしつつ、基本的な生活ルールやマナーを身につけさせることが大切です。

ADHD 自閉症スペクトラム  学習障害

園・学校生活　タイミングよくトイレに行く

園のトイレになじめず、トイレに行きたがらない子もいます。ドアにキャラクターのシールを貼るなどして、抵抗感を減らす工夫をします。

効果的なサポート例

1 おもらしをしてしまっても**叱らない**

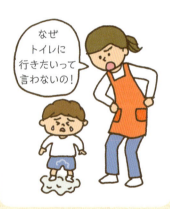

2 尿意を伝えられない子には、タイミングを見計らって**声をかける**

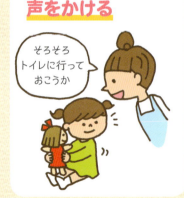

3 トイレを怖がる子には**付き添って**あげる

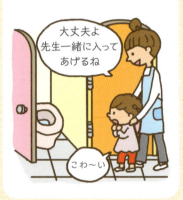

4 トイレを清潔に保ち、キャラクターのシールなどを貼って**親近感**をもたせる

5 園では就学後も見据え、**一定の間隔でトイレに行く**習慣づけをする

6 一斉で行くトイレをいやがる子には**別の機会**を与える

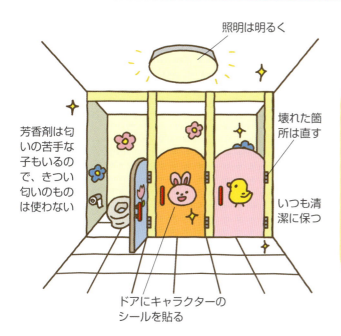

トイレを親しみやすい場所にする

トイレは薄暗くて怖いところと思わせないことが重要です。照明は明るくし、清潔で明るいイメージを強調します。園児の好むキャラクターのシールなどを貼って、親しみやすい演出も施しましょう。

トイレの環境を改善し不安や恐怖を取り除く

発達障害のある子のなかには、<u>尿意に鈍感な子</u>や、<u>尿意を感じても保育者に伝えられない子、慣れないトイレが使えない子</u>などがいます。

尿意が自覚できない子には、ときどき保育者が「トイレに行きたくない？」と声をかけ、本人にも気にするよう促します。また、尿意を感じていても保育者に伝えることができない子には、しぐさなどから察知して「トイレに行こうか」と誘うようにしましょう。

家庭のトイレは使えるのに、園のトイレは使えないという子も少なくありません。トイレの薄暗さや、匂いなどが不快に感じられることもあるため、トイレを清潔に保ち、親しみやすさをもたせるために、ドアにキャラクターのシールを貼るなどの工夫をします。また、個室のドアを閉めると怖いという子には、少しドアを開けたままでもよいことにします。

子どもが一斉にトイレを使うとき、大勢とトイレに入るのをいやがる子もいます。トイレ内に反響する声が苦手ということもあるので、そうした子どもには別のタイミングでトイレを使わせるように配慮しましょう。

ワンポイントアドバイス　おもらししても叱らない

タイミングよくトイレに行けず、おもらしをしてしまっても叱らないようにしましょう。行きたくても保育者に言えなくてがまんしていた可能性もあります。「つらかったね。今度は先生に教えてね」と優しく声をかけ、トイレに行きたくなったら、保育者に伝えたほうがよいということを理解させるようにします。

ADHD ◎ 自閉症スペクトラム ◎ 学習障害 ○

園・学校生活 マナーよく食べる

食事中ふざけたり、立ち歩いたりしてしまう子には、座席やグループのメンバーに配慮をし、保育者や先生も近くに座って食べるようにします。

効果的なサポート例

1 ふざけてしまう子の周りに静かに食事ができる<u>模範的な子ども</u>を配置する

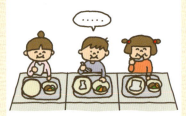

2 向かい合わせとなる席に<u>だれも座らせない</u>ようにする

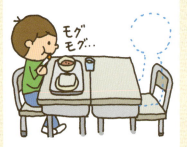

3 おしゃべりをしてよい時間と<u>食事に集中する時間</u>を設定する

最後の5分はおしゃべりせずに食べますよ

ハーイ!

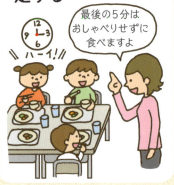

4 大勢と一緒に食べるのが苦手な子は、<u>別室で</u>カウンセラーなどと食べてもよいことにする

5 少食の子どもには、盛りつけ時に<u>量を減らす</u>ようにする

6 偏食については、ある程度は<u>大目に見る</u>

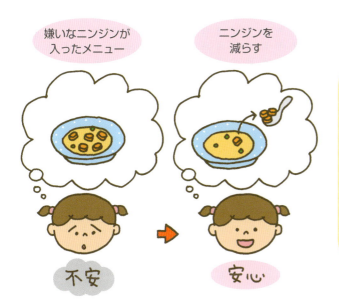

食事の量や苦手な食材にも配慮する

量が多すぎたり、苦手な食材があったりして食べられない子には一定の配慮をします。盛りつけの時点で減らしてもよいことにして、本人がストレスなく給食を楽しめるような環境を整えましょう。

食事のメンバーに配慮して見守る

　ADHDの多動性、衝動性がみられる子のなかには、給食中におしゃべりや立ち歩きが目立ち、食事をする時間がなくなってしまう子がいます。給食を食べるグループに、ふざけ合いにならない模範的な子どもを配置したり、先生がグループ内に入って一緒に食事をしたりすることで、ある程度は落ち着いて食べられるようになるでしょう。

　給食時間のうち、おしゃべりをしてもよい時間帯と食事に集中する時間帯（給食終了前など）を決め、クラスのルールとして守らせるようにするのも一案です。一方、大人数のなかで食事をするのが苦手な子には、給食時間だけ、人の少ない別室で食べてもよいことにします。ただし、カウンセラーや先生など、見守る大人が付き添うように留意します。

　少食や、苦手な食材が多い子どもにも、盛りつけ時に量を減らしたり、苦手な食材が入らないようにしたりして一定の配慮をします。偏食の原因が感覚過敏（かびん）であることもあるため、無理に食べさせることはせず、苦手な食材がひとつでも食べられたときにおおいにほめ、食事の楽しさを覚えられるようにします。

ワンポイントアドバイス　タイマーで時間を気にさせる

　時間の経過を意識することが苦手な子の場合、しゃべり通して食べる時間がなくなってしまうことがあります。先生の声かけによる注意だけでなく、机の上にタイマーを置いておき、給食の終了時刻を自分の目で確認できるようにしてみましょう。自らタイマーを見て、「食べなくては」と思えるようになることが理想です。

| ADHD ◎ | 自閉症スペクトラム ◎ | 学習障害 ◯ |

園・学校生活　服を着替える

学校では体育の授業前に手早く着替えなければなりません。着脱のスキルとともに、始業に間に合うように準備する意識も求められます。

効果的なサポート例

❶ 着替え方がわからない子どもには、**部分的に手伝う**

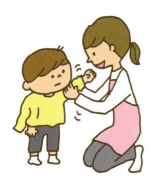

❷ 体育の着替えを忘れてしまう子には、時間割に、**「着替え」と付記させる**

❸ 着替えはじめない子どもには、先生や友だちが**声かけ**をする

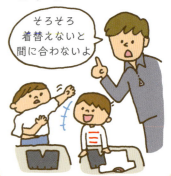

例　「そろそろ着替えよう」など

❹ 着替えに時間がかかる子には、**前の授業を早めに切り上げて**、着替えはじめさせるなどの配慮をする

❺ 騒々しいなかで着替えられない子には、**別室**を使わせる

❻ 感覚過敏(かびん)などがあり体操着が着られない子には、**運動に適した別の服**でもよいなどの配慮をする

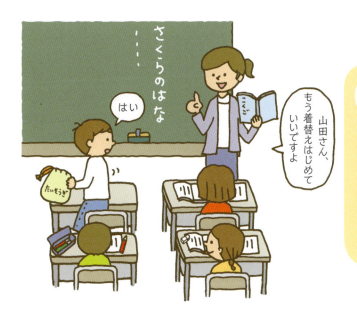

着替えの時間を長めに与える

着替えに時間のかかる子に対しては、授業に参加させることを優先的に考え、一定の配慮をしましょう。たとえば、前の授業が終わる少し前から着替えはじめてよいといった対応が求められます。

時間がかかる子には早めに着替えさせる

就学後は、着替え方がわからないという問題よりも、授業に間に合うように着替えられない、着脱のあと衣服の一部をなくしてしまう、着替えるときのざわざわした雰囲気が苦手といった問題のほうが目立ちはじめます。

発達障害のある子のなかには、ボディイメージが弱く、手足を協調させてうまく動かすことが苦手で、衣服の着脱に時間がかかる子どもがいます。そうした特性を理解したうえで、着替えに長めの時間をあてるなどの配慮が必要だといえます。また、狭い教室でみんなが慌ただしく着替えている雰囲気になじめないという子のためには、人の少ない別室を用意してあげるとよいでしょう。

次の授業が体育であることを忘れて外にあそびに行ってしまったりするケースでは、先生が「次は体育だから着替えないといけないよ」と声かけをします。仲のよい友だちにも、協力してもらいましょう。感覚過敏があり、体操着が着られない子どもにも一定の配慮が必要です。その場合は、運動に適した服であればよいこととし、そのことをほかの子どもにも理解してもらうように働きかけます。

ワンポイントアドバイス 授業に取り組むことを最優先に

着替えにとても時間がかかる子の場合、家から、体操着や水着を衣服の下に着てきて、授業の前に上の衣服を脱ぐだけでよいことにする方法もあります。本来、短時間で着替えるスキルは学校でも学ぶべきですが、授業に集中して取り組むことを最優先に考え、着替えについては大目に見るという判断もあります。

ADHD ― 自閉症スペクトラム ◎ 学習障害 ―

園・学校生活 感覚過敏への対応

独特の感覚過敏がある子どもに対しては、感覚を刺激する状況をつくらないようにします。パニックの予防に努めることが肝心です。

効果的なサポート例

① 大きな音でパニックになってしまう場合、<u>聞こえない場所に移動</u>しておく

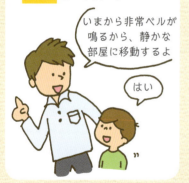

② 楽器の音が苦手な子には、器楽演奏の<u>授業を別室で取り組ませる</u>

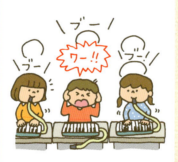

③ 苦手な音が鳴る活動は、<u>イヤーディフェンダー</u>をつけさせる

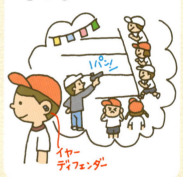

④ どんな音が苦手か、<u>保護者から情報</u>を得ておく

⑤ 鳴らさずに済ませられる音は<u>鳴らさない</u>

⑥ パニックになってしまったときは、<u>刺激を与えない</u>ようにしてクールダウンさせる

例 静かな部屋に移動するなど

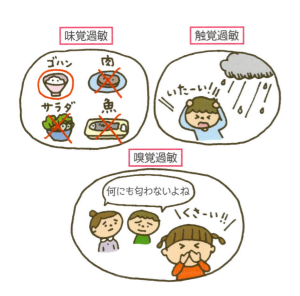

いろいろな感覚過敏がある

聴覚過敏のほかに、偏食の原因となる味覚過敏、匂いに敏感に反応する嗅覚過敏、雨が当たると痛いと感じたりする触覚過敏などがあります。それぞれの感覚過敏に対して配慮が必要になります。

反応しやすい状況をつくらないようにする

　機械音や非常ベル、サイレン、運動会でのピストルの音などが耳障りで、敏感に反応し、パニックに陥ってしまう子がいます。自閉症スペクトラムに特有の感覚過敏があるためで、強い不快や不安を感じてしまうのです。

　こうした感覚過敏があるかどうか、保護者から情報を得ておくことが望ましいといえます。知らずに音を鳴らしてしまうと、子どもが強い不安や恐怖を覚え、パニックになってしまうことがあります。パニックを繰り返すと気持ちが不安定になるため、こうした事態に陥らないように配慮しましょう。

　避難訓練などで非常ベルを鳴らすときは、前もって音が鳴ることを知らせておき、音が聞こえにくい場所に移動するなどして対応します。運動会で鳴らすピストルの音が苦手な子どもには、イヤーディフェンダーを装着させることで対処できることもあります。

　器楽演奏の練習で、鍵盤ハーモニカや笛の音を耳障りに感じるような場合は、別の部屋で一人で練習させるなどの配慮が必要です。また、先生が叱るときの大きな声にも反応しやすいため、声のトーンは落としましょう。

ワンポイントアドバイス　慣れさせようとするのは逆効果

　大きな音も聞き慣れていくうちに平気になるのではないかと思われるかもしれません。しかし、感覚過敏のある人の聞こえ方は私たちとは異なるため、安易な荒療治はすべきではありません。大きな音に慣らそうとしてストレスをかけると、感覚過敏の症状が悪化する可能性があるため、慎重に対応すべきです。

| ADHD | 自閉症スペクトラム ◎ | 学習障害 |

園・学校生活

自分を傷つけない

興奮を抑えきれずに腕をかむなどの自傷行為をする子がいます。興奮させすぎないように、関心を外に向ける働きかけなどを行います。

効果的なサポート例

1 自傷行為がはじまっても、**大声で注意したり体を押さえつけたりしない**

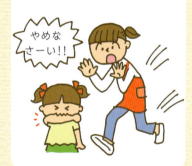

2 危険を回避するために、頭を先生の**手やクッション**などで防護する

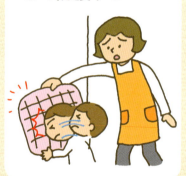

3 興奮のピークが過ぎたら、**関心を別の物に**向けさせる

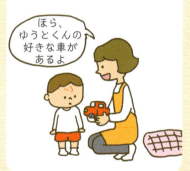

4 手や腕をかむ子には、**かんでもよいグッズ**を持たせておく　　例：歯がためなど

5 子どもの気分を**高揚させすぎない**ように配慮する

6 子どもの**不安や不満が大きくならないよう**に留意する

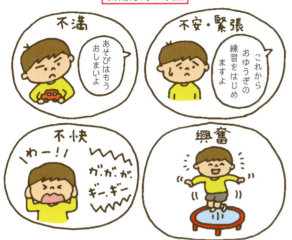

自傷行為を起こす原因となるもの

自傷行為は要望が受け入れられない（不満）、やりたくないことを強要される（不安・緊張）、暑い、眠い（不快）などが原因で起こりやすくなります。こうした状況を回避することが予防策となります。

自傷行為がはじまったら刺激せず見守る

　自分の要求が通らなかったり、新奇場面が多く不安が募ったり、単調なあそびに没頭して興奮してしまったりしたときに、自分の腕や手をかむ、頭を壁や床に打ちつける、拳で自分の頭を思い切りたたくといった行動を起こす子どもがいます。緊張や興奮が高まり、自分でコントロールできなくなってしまい、そうした自傷行為によって気持ちの安定を図ろうとしているものと考えられます。

　自傷行為をしている間は本人も自制が利かず、苦しんでいる状態にあります。

　しかし、「やめなさい」と叱ったり、体を押さえつけたりすると、それが刺激となって興奮がますます高まることになります。自傷行為が起こっているときは、けがをしないよう安全に留意しながら刺激しないように見守ります。興奮のピークが過ぎたころに、その子の好きなおもちゃや絵本を差し出して、関心を別の物に向けさせましょう。

　自傷行為は起きたあとの対処より、予防することのほうが大切です。自傷行為の起こりやすい場面を探り、そうした状況が起こらないよう事前に対処することが大切です。

ワンポイントアドバイス

楽しいあそびもほどほどに

　日ごろから子どもをよく観察し、不満や不安、緊張、興奮がエスカレートしないように配慮します。好きなジャンプをしているうちに興奮が高まり腕をかんでしまう子もいます。楽しいことなら好き放題やらせてよいというわけではありません。楽しいあそびも合間に休憩を入れるなどして、興奮しすぎないように配慮します。

| ADHD ◎ | 自閉症スペクトラム ◎ | 学習障害 ― |

園・学校生活

着席する

着席することが望ましい態度であることを理解させます。多動のため離席してしまう子には、特別ルールを用いて許容範囲を設けます。

効果的なサポート例

1 気が散らない環境を整えて、立ち歩きの原因をなくす

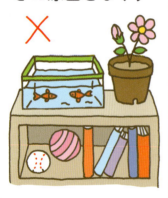

例 興味を引くものを置かないなど

2 タイマーで視覚的に示し、着席の残り時間を知らせる

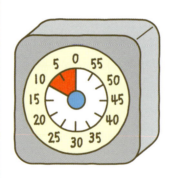

3 親しい友だちに着席を促す声かけをしてもらう

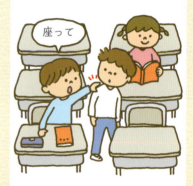

例 「座って」など

4 着席の目的や理由を説明し、納得させる

5 座る位置を固定化し、迷わせないようにする

6 離席のルールをつくり、ルールを守れば離席をしてもよいことにする

7 離席できる係を担当させ、限定的に立ち歩きを許す

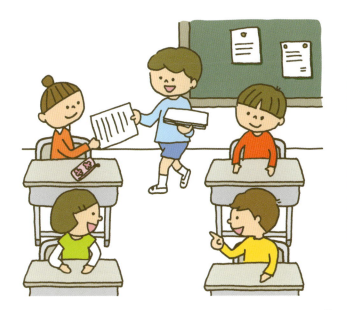

配り係を担当させて立ち歩きを許す

多動性の高い子どもは長時間じっとしていることがストレスとなるため、ときどき立ち歩けるように「配り係」などを担当させるとよいでしょう。少し動いたあとは、集中して座れるようになります。

静かに着席することが集団活動の基本姿勢

　集団生活の場では、全員が着席して静かにすることで落ち着いた雰囲気が得られ、授業や活動が成り立ちます。まず、着席して静かにすることが基本の態度であることを子どもに教えましょう。

　座る位置にこだわりをもつ子や、どこに座ったらよいかわからず迷ってしまう子もいるので、着席が苦手な子どもには、同じ席や位置を与えるほうがよいと考えられます。

　多動性や衝動性のある子の場合、周囲の刺激に気をとられやすく、うっかり立ち歩いてしまうことがあります。また、集中力がもたないために、長時間座っていることが難しいケースもあります。視覚的・聴覚的刺激を減らし、環境を整えるとともに、多動性の強い子に対しては、一定の範囲で許容するようにします。

　たとえば、どうしてもがまんできなくなったときは離席してもよいことにし、そのときは「離席したいことを先生に告げて、5分間だけ場所を移してよい」など、一定のルール決めをして守らせます。また、配り係などを担当させて、立ち歩くことが許される状況をつくってあげることも一案です。

ワンポイントアドバイス　**いすのサイズや体力面の問題も**

　一定時間着席ができない背景に、いすのサイズが合っていないために落ち着いて座っていられない、体力面の問題があり、姿勢を保持することができないといった原因があるケースも考えられます。いすが大きすぎないか、足は届いているか、体力不足はないかといった点にも配慮が必要だといえます。

| ADHD ◎ | 自閉症スペクトラム ◎ | 学習障害 ― |

園・学校生活　おしゃべりをしない

多動性や衝動性の高い子の場合、うっかりおしゃべりをしてしまうことがありますが、注意を受けて、すぐにやめられたらほめましょう。

効果的なサポート例

1 「しずかに」と書かれた絵カードを見せる

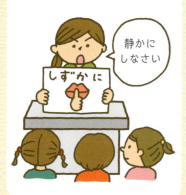

2 「声のものさし」を示し、「今は声はゼロだよ」と伝える

3 挙手→指名→発言という発言のルールを決めておく

4 黙っている子どもを名指ししてほめる

5 おしゃべりしやすい相手を近くに座らせない

6 おしゃべりをしてもよい時間を教え、それまでがまんさせる

7 注意しておしゃべりをすぐにやめられたら、すかさずほめる

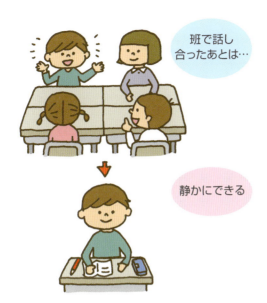

班で話し合ったあとは…

静かにできる

授業中に話し合う時間を設けても

多動性の高い子どもは長時間黙っていることがつらくなるため、授業中に班で話し合う時間などを設けましょう。話せる時間があることで、それ以外の時間のおしゃべりをがまんできるようになります。

しゃべってもよい時間をあえて設定する

　短期記憶に弱さがあり、話してはいけない状況であることを忘れてしまったり、衝動性の高さから、思わずおしゃべりしてしまったりするケースがあります。多動性の高い子の場合、話したいことがあるのに黙っていることは相当つらく、自制が利きにくいため、おしゃべりをしてもよい時間を設定するといった配慮も必要でしょう。

　また、挙手をし、先生から当てられた人だけが発言してよいという「発言のルール」をクラスで決めておきます。ルールが守れず、勝手に発言してしまった子には、「発言のルールはどうだっけ？」と確認し、本人がそれを思い出して、行動を改められたらほめます。

　また、授業中は教室がしんと静まっているのが当たり前ということが、入学当初の子どもはわかっていないこともあります。静かな状態を体験させ、そうあるべきという意識をもたせることも大切です。騒がしいときは静かにしている子を名指しでほめて、その子をモデルとするよう、ほかの子どもに働きかけます。みんなが気づいて静かになったら、クラス全体をほめましょう。

ワンポイントアドバイス　模範となる子どもをほめる

　模範的な行動をとっている子どもをほめることで、不適切にふるまっている子どもに気づきを与え、望ましい行動へと導くことが効果的です。ただし、同じ子ばかりほめていると、ひいきととらえられるので配慮を要します。いつもできていない子が適切に行動できたときは、ここぞとばかりに、おおいにほめましょう。

ADHD ○　自閉症スペクトラム ◎　学習障害 ○

園・学校生活　行事に参加する

独特の緊張した雰囲気や人混みが苦手で、運動会や学芸会などの行事に参加できない子がいます。無理強いせず、部分参加を認めましょう。

効果的なサポート例

① 全参加が難しい場合、部分参加でもよいことにする

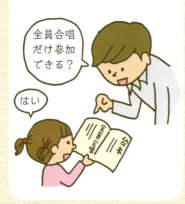

② 大勢の集団が苦手な子には、小集団に入ってもらう

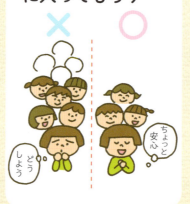

③ 親しい友だちに付き添ってもらいながら参加する

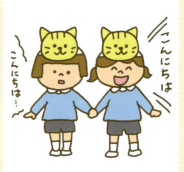

④ 活動により、先生や保護者が付き添うようにする

⑤ 部分参加も無理な場合は、見学でもよいことにする

⑥ 表舞台に立つのが苦手な子は、裏方の仕事や先生の手伝いという形で参加する

⑦ 過去の行事のビデオを見せて、全体の流れを理解させ、見通しをもたせる

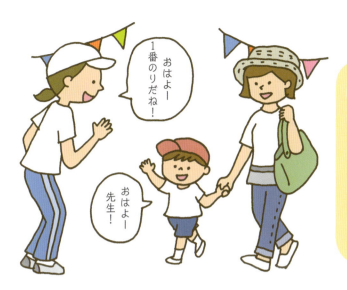

大勢の人が集まる場の雰囲気が苦手

運動会や学芸会に集まる観客の人いきれに過剰反応してしまう子は、人出が少ない早い時間に登園・登校させます。人出が少しずつ増えていくようすをそばで見させ、慣れさせていく対応法もあります。

緊張や不安をやわらげる対応を考慮する

運動会や学芸会などの行事への参加につまずく背景には、人混みのなかが苦手、ルーティン以外の活動がなじめないといった理由で、緊張や不安が強くなってしまうことが考えられます。こうしたケースでは、無理に参加させるのではなく、できるところだけ部分的に参加させたり、近くにいてその場の雰囲気を共有するだけでもよいことにします。

行事の当日、観覧にやって来る大勢の人が苦手という場合、人出が少ない朝早めの時間に登園・登校してもらい、人混みに慣れさせるという方法もあります。また、舞台上でどこに立てばよいかわからなくなってしまう子どもには、立ち位置に目印をつけてあげたり、仲のよい友だちを隣にしてサポートしてもらったりすることも一案です。

本番だけでなく、練習のときも参加できない子の場合、先生の真剣な指導ぶりに圧倒されて、極度の緊張に耐えられなくなってしまうことがあります。無理をさせないよう、ときどき休憩をとらせたり、練習を続けることが難しいときは、保健室などに移動したりしてもよいことにしましょう。

ワンポイントアドバイス　**保護者にも理解を求める**

発達障害のある子の場合、練習を積んでも本番で緊張や不安が大きくなり、急に参加できなくなったり、役割をだれかと交代しなければならなくなったりすることがあります。そうした可能性があることを保護者に話しておき、理解を求めましょう。保護者がリハーサルを見られるようにする配慮もあるとよいでしょう。

ADHD ○　自閉症スペクトラム ◎　学習障害 —

園・学校生活　校外（園外）活動に参加する

ルーティンにこだわる子にとって、校外（園外）活動はストレスになります。事前に見通しをもたせる準備をすることで参加しやすくします。

効果的なサポート例

1 遠足や旅行の行程を<u>前もって掲示</u>しておく

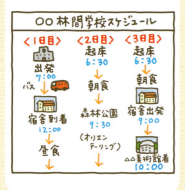

例：移動手段や時間も具体的に書き、現地の写真も貼るなど

2 去年のビデオを見せ活動を<u>シミュレーションする</u>

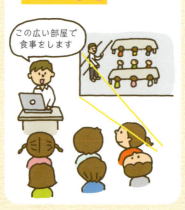

3 乗り物に酔いやすい子には<u>酔い止めの薬</u>を持たせる

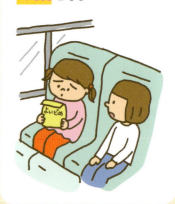

4 リュックサック内の<u>荷物整理の練習</u>をさせる

5 保護者から<u>過去の行事での情報</u>を聞き出しておく

6 参加続行が難しくなったときの<u>対応策</u>を考えておく

7 参加を無理強いせず、<u>本人の意思を尊重</u>する

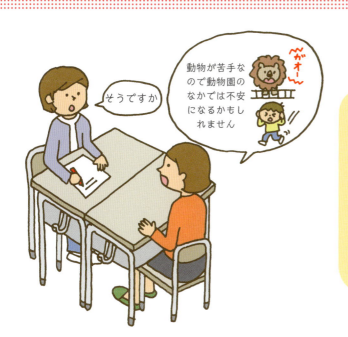

起こりうるトラブルを予測する

外出先では予期せぬ出来事が起こり、子どもがパニックやかんしゃくを起こしてしまう可能性があります。起こりそうなトラブルについて保護者から情報を聞いておき、対応する準備を整えておきます。

活動の行程表をつくり見通しをもたせる

　遠足や移動教室などの校外（園外）活動では、バスや電車などの乗り物に乗り、行き慣れない遠方の場所に出かけなくてはなりません。<u>新奇場面に不安を感じやすい子どもにとっては、ハードルの高い行事といえます。</u>

　不安を払拭（ふっしょく）するためには、見通しをもたせることがもっとも大切です。事前に写真入りの行程表をつくり、子どもたちが見えるところに貼っておきましょう。不安のある子がいつでも見て確認できるようにしておくことが重要です。学年全体で説明会を行うとともに、個別に前年のビデオなどを見せて、現地の景色や、どの場所でどのような活動を行うのかをシミュレーションするとよいでしょう。

　乗り物酔いをしやすい子には、酔い止めの薬を持参させるなど、不安材料を減らしておくことが肝要です。また、バスや電車の座席にこだわりがある子には、そのこだわりをできるだけ受け入れてあげるようにします。このほか、事前に保護者と会い、起こりうる問題などについて聞き出しておくことも有効です。家族旅行で困ったことが起きたといった話が参考になる場合があります。

ワンポイントアドバイス　現地では無理をさせない

　事前に行ったシミュレーションではうまく乗り越えられると思った活動が、現地ではうまくいかないこともあります。そのときは無理強いせず、早めにあきらめるようにします。無理を重ねると緊張が増幅し、パニックに陥りかねません。できる範囲のことを楽しませながら、最後まで旅程をこなすことを最優先します。

| ADHD | ○ | 自閉症スペクトラム | ◎ | 学習障害 | ー |

園・学校生活: 迷子にならないようにする

入園・入学当初はとくに迷子になりやすいといえます。外から見たときに、どこが何の部屋なのかわかるような表示をするとよいでしょう。

効果的なサポート例

1 本人が覚えられるまで、先生や友だちが**移動に付き添う**

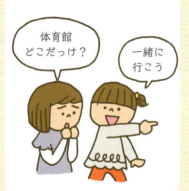

2 校内や園内での移動では、目的地への**ルートを絵カード**に描いて示す

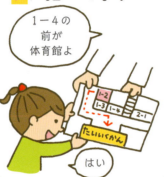

3 校庭や園庭から部屋の位置がわかるように、**窓に部屋の名前を掲示**する

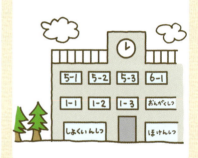

4 階ごと、学年ごとに、**廊下や壁の色分け**をする

5 わからなくなったときは、**職員室に行って聞く**などといった対処法を身につける

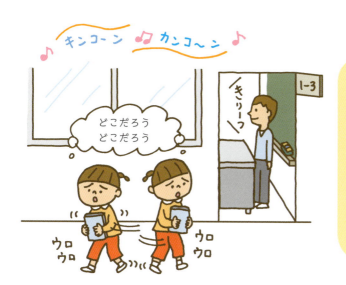

ヘルプの出し方も重要

迷子になったとき自力で解決しようとする子には、授業に遅れないように、早く問題を解決するほうが大切であることを自覚させます。そのうえで、友だちや先生に教えてもらう方法を教えます。

道順や位置関係を覚えるまで付き添って支援する

　発達障害のある子のなかには、空間認識に弱さのある子がおり、物の位置関係や方角がわからなくなり、迷子になってしまうことがあります。とくに、入園や入学直後は、園舎・校舎内の部屋の配置などを覚えていないため、授業がはじまっても教室にたどり着けないといった問題が起こる可能性があります。子どもが覚えるまで、教室の移動には先生や友だちが付き添ってあげるとよいでしょう。

　一方、いつまでも付き添ってもらうと、自分で覚えることができなくなるため、学校生活に慣れてきたら、よく行き来する部屋どうしのルートを絵カードなどに描いて手渡し、一人で往復できるように練習させます。

　このような子どもは、園庭や校庭に出たあと、自分の教室に戻ろうとしたときに場所がわからなくなる可能性もあるため、園庭や校庭からどこが何の部屋かわかるよう、窓に大きく表示しておくことも有効です。

　また、迷子になったときの対処法を身につけておくことも重要です。職員室の位置は確実に覚えさせ、困ったときは職員室の先生に助けてもらうことができるようにします。

ワンポイントアドバイス

登下校中に道に迷うことも

　小学校入学当初は、登下校の通学路でも迷子になる可能性があります。迷子になる不安がある子どもには、保護者か友だちに付き添ってもらうなどの配慮をお願いします。下校時はとくに、同じ方向に一緒に帰る友だちがいないと迷いやすくなります。途中まで先生が付き添ってあげるなどの配慮が必要になります。

| ADHD ◎ | 自閉症スペクトラム ◎ | 学習障害 — |

園・学校生活　離室への対応

その場から逃げ出してしまう行動は、耐えがたい不安や不快のために起こるものです。そうなる理由を探り、原因を取り除くようにします。

効果的なサポート例

1 逃げ出してしまった子の**安全確保、居場所確認**をし、離室した理由を聞く

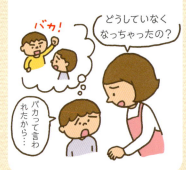

2 一定のルールのもとで**離室を許す**

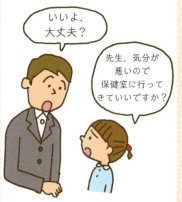

例　行き先を告げてからなど

3 子どもが敷地外に出ないよう、**門は施錠**しておく

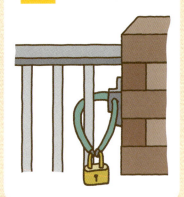

4 多動性、衝動性のある子は、保育者や先生がとくに**注意して見守る**

5 一斉活動や集団活動が苦手な子には、**無理に参加させず**、見学でもよいことにする

6 外からの刺激が入ってこないよう**窓やカーテンは閉める**

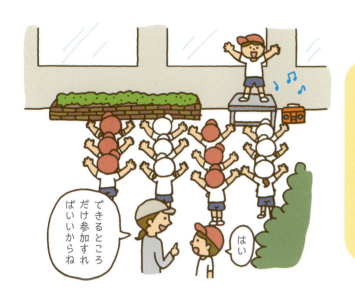

集団活動が苦手な子には配慮を

運動会の練習などの集団活動を行っているとき、その場からいなくなってしまうことがあります。苦手なことは強要せず、部分参加や見学でよいことにして、過大なストレスをかけないように配慮します。

無理に引き止めず「ガス抜き」をさせる

　園で子どもたちが自由あそびをしているときに、保育者が少し目を離したすきにその場からいなくなってしまう子どもや、学校で運動会の全体練習などをしているときに、集団から逃げ出してしまう子どもがいます。いやなことがあり、がまんができなくなってその場からいなくなってしまうケースのほかに、興味を引かれたものに飛びついて離室してしまったり、落ち着きがなくウロウロしているうちに全く別の場所に移動してしまったりといったケースも考えられます。

　原因によって対応のしかたも異なります。<u>集団から突然離れていってしまう場合は、集団の雰囲気になじめなかったり、苦手な活動で強いストレスを感じていたりといったことが考えられます</u>。なじめない子には集団から離れて休憩し、見学してもよいことにします。多動が原因でじっとしていられない子どもには、離室したいということ、行き先といつまでに帰室するかを先生に告げれば、少しの間別の部屋に行ってもよいことにしましょう。無理に部屋にとどめさせるより、「ガス抜き」をさせたほうが集中力も保ちやすくなります。

ワンポイントアドバイス

叱らず気持ちに寄り添う

　嫌いな音が聞こえたり、友だちからいやなことをされたりして、その場から逃げ出してしまうのはパニックの一種ととらえられます。本人が耐えがたい不快や不安を感じていることを理解し、叱らないようにしましょう。「大きな音でびっくりしたね」「いやな気持ちだよね」と子どもの気持ちに寄り添うことが大切です。

ADHD ◎ 　自閉症スペクトラム ◎ 　学習障害 ◎

園・学校生活　話を聞いて理解する

聞く態勢を整えさせること、声の届きやすい場所に座らせること、話す内容を簡潔にまとめること、復唱させることなどに配慮します。

効果的なサポート例

❶ 話す前に肩などをたたき、話し手のほうに注意を促す

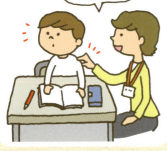
ほら、先生大切なお話をしているよ

❷ 先生の声の届きやすい前のほうの席に座らせる

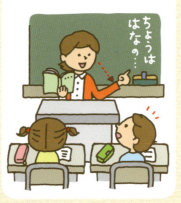
ちょうはなは…

❸ 掲示物や音などといった、周囲の刺激を減らす

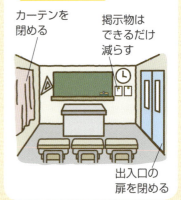
カーテンを閉める
掲示物はできるだけ減らす
出入口の扉を閉める

❹ 聞く側の集中が途切れないよう、話は短くまとめる

❺ 口頭の説明とともに、絵や図、写真などを示す

❻ 全体に向けて話したあと、個別に再度説明する

❼ 話の内容を復唱させる

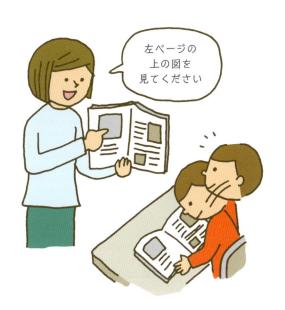

視覚情報も合わせて提示する

耳で聞いた情報がキャッチしにくい子どももいるため、視覚情報を同時に提示することが効果的です。絵カードや文字カード、見本を提示したり、実際に手本をやってみせるなどの工夫も必要です。

視覚情報も加えて理解を促す工夫を

　不注意があり、話し手のほうに注意を向けられない子どもには、肩などをたたき、話し手に注目するよう注意を促します。学校では、先生の声が届きやすい前のほうの席に座らせるなど、席順への配慮が必要でしょう。また、話すときに、音や景色などが気にならないよう、窓やドアを閉めたり、壁面の掲示物を減らしたりといった環境調整も大切です。

　発達障害のある子のなかには、耳で聞くよりも、目で見た情報のほうが獲得しやすい傾向がみられる子もいます。口頭の説明だけでは伝わりにくいようであれば、絵や写真、文字などを示しながら話してあげると理解しやすくなります。

　また、話は短くまとめ、ポイントを簡潔に伝える工夫も必要です。長くなると、要点が伝わりにくくなり、集中力の弱い子どもの場合、最後まで聞いていることができないケースも出てきます。話した内容をきちんと理解しているかどうかの確認も重要です。聞いた内容を復唱させたり、紙に書かせたりして、指示がきちんと伝わったかどうか、本人が理解したかどうかをチェックするとよいでしょう。

ワンポイントアドバイス　**順番をつけてひとつずつ話す**

　話す事柄が複数ある場合は、ひとつずつ区切って話すようにします。一度にたくさんの事柄を伝えようとすると混乱してしまい、一部分しか覚えていられない子どももいます。ひとつの話が終わったら、続けて次の話はせず、復唱させたりメモさせたりして、情報をしっかり獲得させてから、次の事柄について話しましょう。

ADHD 自閉症スペクトラム 学習障害

園・学校生活：指示に従う

指示を理解していなかったり、指示通りに実行できなかったりすることもあります。従えなくても、頭ごなしに叱らないようにします。

効果的なサポート例

1 指示内容を理解できていなければ**個別に説明**する

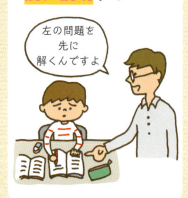

「左の問題を先に解くんですよ」

2 **指示を小分け**にし、従えたら次の指示を出す

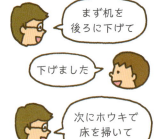

「まず机を後ろに下げて」
「下げました」
「次にホウキで床を掃いて」

3 指示内容が難しすぎて従えない場合は、**手本を示す**

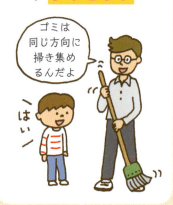

「ゴミは同じ方向に掃き集めるんだよ」
「はい」

4 指示されたことが一人でできないときは、**先生が横について一緒に**やる

5 従いたくない意思があるときは、**気持ちを切り替えて**から取り組ませる
　例：いったん、その場を離れる

6 指示に従わなければならない**理由を説明**し、納得させる

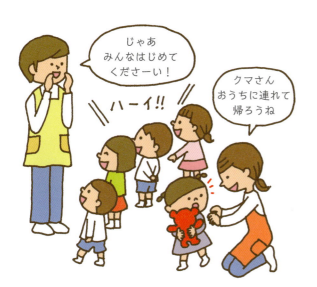

従えない子には個別に対応する

集団の活動で指示を出したとき、すぐに従えない子には個別に対応します。時間の猶予を与えたり、別の活動を経由させたりして気持ちの切り替えを図るように働きかけ、指示に従えるよう支援します。

すぐに従えないときは気持ちを切り替えさせる

　指示に従わない背景として、指示をきちんと理解していない、理解はしているけれどやり方がわからない、やり方はわかっているけれど自制して従うことができないなど、さまざまな理由が考えられます。

　指示が理解できていない場合は、指示内容を詳しく説明したり、絵などに描いて理解させたりするなどの配慮をします。また、指示内容をどのように実行すればよいのかわからない場合は、手本を示したり、横について一緒に行ったり、できないところを手伝ったりしてサポートします。

　指示されたことはわかっているけれど、気が散るなどして取り組めない場合は、いったんその場から離れさせ、少し時間をおき、気持ちを切り替えさせてから取り組ませるようにします。集団から離し、個別に対応すると取り組みやすくなるでしょう。

　指示に反発する子に対しては、無理に指示に従わせようとするのではなく、本人の気持ちや言い分にも耳を傾けましょう。そのうえで、なぜ指示に従う必要があるのかをていねいに説明し、納得させてから取り組ませます。

ワンポイントアドバイス　指示内容を書面で渡す

　発達障害のある子の多くは、聴覚よりも視覚優位の傾向があります。指示は口頭で伝えるのと同時に、プリントに印字して各自に手渡すなどの配慮があるとよいでしょう。目で見て確認するほうが理解しやすい子もいます。プリントが手元にあれば、指示を忘れたときも各自が確認して実行することができます。

ADHD ◎ 自閉症スペクトラム ○ 学習障害 ○

園・学校生活
整理整頓をする

片づけられない子には、先生や友だちが協力して手伝います。一人で練習するなら、筆箱の整理からはじめるとよいでしょう。

効果的なサポート例

1 片づけの初歩として、**筆箱の整理**からスタートする

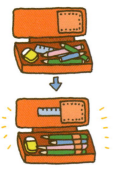

2 クラスで定期的に**「片づけタイム」**を設ける

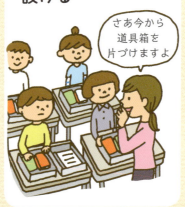

さあ今から道具箱を片づけますよ

3 **物や場所をわかりやすく**し、片づけやすくする

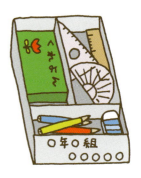

例 道具箱の中を仕切る、種類ごとに分けるなど

4 共用物などは、何をどこに片づけるかわかるように、**しまう場所に目印**をつける

5 片づいた状態の**写真を貼って**おき、手本にする

6 片づけ方がわからない子を、**先生や友だちが手伝う**

7 持ち物を**最小限**に減らす

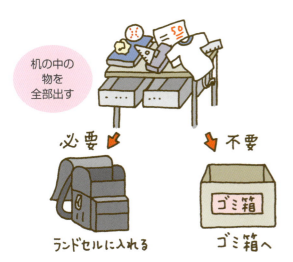

不要な物は捨てて持ち物を減らす

要不要の分別ができないために、机の中が物であふれることになります。机の中の物を必要な物と不要な物に分け、不要な物はその場で捨て、家に持ち帰るべき物はその日のうちに持ち帰らせます。

クラス全体で取り組み 苦手な子には個別に指導

　整理整頓の苦手な子どもに個人的に片づけさせるのではなく、クラス全体で1日1回、週に1回などのペースで「片づけタイム」を設けます。全員が片づけているなかで、苦手な子には先生や友だちが手を貸し、整理のしかたの要領を覚えさせるようにしましょう。

　片づけに慣れない子には、まず小さな空間の少量の物を片づけることから練習させるのが効果的です。数本の鉛筆や消しゴム、定規しか入っていない筆箱で片づける習慣づけをはじめさせましょう。持ち物が増えると片づけが面倒になるため、筆箱に入れる鉛筆の本数なども最小限にします。

　机の引き出しは乱雑になりやすいので、仕切りなどをつくり、どのスペースに何を置けばよいかがわかるように絵などで置き場を示しておきます。きれいに片づいた引き出しの中の写真を撮っておき、それを引き出しの端に貼っておけば、写真を見ながら手本通りに片づけることができます。片づけたあとは、みんなで「すっきりしたね」と爽快感、達成感を味わい、整理されていることで気分も明るくなることを実感させましょう。

ワンポイントアドバイス　共用物の整理にも工夫を

　クラスで使用する掃除用具や給食係のエプロンなども、ロッカー内にきれいにしまう習慣づけをしましょう。たとえば、ロッカーのフックにホウキやチリトリのイラストなどを貼っておき、どこに何をしまえばよいのか、だれでもわかるように工夫します。整理されていることで紛失していないかどうかの確認もできます。

ADHD ◎　自閉症スペクトラム ◯　学習障害 ◯

園・学校生活　物をなくさない

教材などをすぐにしまうことができない子どもには、中間的な置き場を用意してあげることが、物の紛失の防止につながります。

効果的なサポート例

① 持ち物にはすべて**名前**を書く

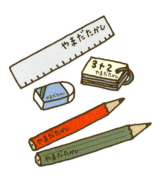

② 学用品は教科ごとに**平ゴム**で束ねる

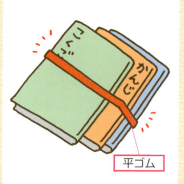

平ゴム

③ プリント類は、**クリアケース（連絡袋）** に入れる

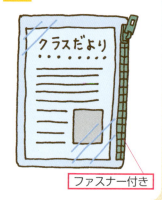

ファスナー付き

④ 机の上には常に**必要な物だけ**を出し、ほかの物はしまう

⑤ 授業などで使い終わった物を入れる**「とりあえず箱（袋）」** を机の横に置く

⑥ 持ち物は**最小限**にする

⑦ 落とし物を見つけたら**拾うルール**をクラスでつくる

例　「落とし物入れ」に入れる

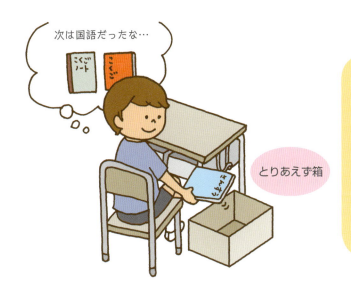

次は国語だったな…

とりあえず箱

「とりあえず箱」を活用する

授業後、机に出していた教科書やノートを一時的に入れておくための箱です。次の教科の教材と混同してしまうことが避けられ、帰りにまとめて持ち帰れば紛失を防ぐことにもなります。

机の上に出した物をそのままにしておかない

　物をなくしやすい背景として、持ち物が多すぎて管理しきれない、使い終わった物をしまう習慣がない、ほかのことに関心が移りやすく片づけを後回しにしがち、といったことがあげられます。整理整頓が苦手な子どもは、物もなくしやすい傾向があります。また、なくしてしまった物を探して見つけようという意識も低い場合があります。「なくさない」ようにするための大前提として、少ない物を大切に扱う意識づけが必要です。筆箱の中身なども、最小限にするよう指導しましょう。

　授業が終わったあと、教材を片づけないまま次の授業の教材を机の上に出してしまう子もいます。机の上の物は、そのつど片づけるよう声かけをしましょう。すぐに片づけられない子には、ランドセルにしまう前にいったん置いておける場所を用意します。こうした置き場所があれば、紛失を避けることができます。また、教材は教科ごとに平ゴムで束ねておけば、教科書、ノート、ドリル一式がそろっているかどうかを確認しやすくなります。プリント類も、クリアケースなどの連絡袋にまとめることで紛失を防げます。

ワンポイントアドバイス　落とし物を拾う習慣づけを

　落とし物に気づいても拾わず放っておく子どもがいます。だれかの持ち物であることはわかっているのですから、拾って「落とし物入れ」に入れておけば、持ち主の手元に戻る可能性が高くなります。自分の物も他人の物も大切に扱う意識をもたせることが、物を管理する力をつけ、なくし物を減らすことにつながります。

ADHD ◎　自閉症スペクトラム ◎　学習障害 ◎

園・学校生活：作業や課題にすぐに取りかかる

作業にすぐに取りかかれないのは「怠け心」と決めつけず、子どものつまずきの原因を探り、それぞれに適したサポートを行います。

効果的なサポート例

1 周りに合わせて取りかかれない子は**個別に声をかける**

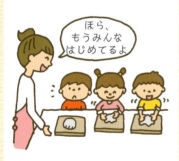

「ほら、もうみんなはじめてるよ」

2 何からはじめるのかわからない子には**最初だけ手伝う**

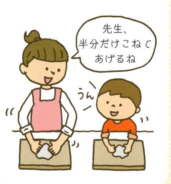

「先生、半分だけこねてあげるね」
「うん」

3 **タイムリミット**を設定し、早くはじめなければという意識をもたせる

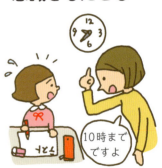

「10時までですよ」

4 課題の内容が難しすぎる場合は、**簡単な内容**に変える

5 気持ちが切り替えられない子には、**時間の猶予（ゆうよ）**を与える

6 見通しがもてず不安になる子には、**具体的な目安**を示す　←例「○時まで」「△ページまで」など

7 課題のあとに**「お楽しみ」を用意**し、やる気を引き出す

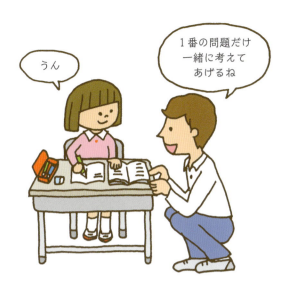

最初だけ手伝いきっかけをつくる

一人で作業に取りかかろうとすると、何からはじめたらよいのかわからなくなってしまう子もいます。最初のところだけ手伝い、あとは一人でやらせるようにすると、うまくいくこともあります。

切り替えが難しければ少し時間の猶予を与える

作業や課題に取り組むよう指示をしても、すぐに取りかかれない子どもがいます。自己コントロールが難しく作業に向かうことができない、何から手をつけたらよいかわからない、課題が難しくて取り組めないなど、理由はさまざまです。原因を個々に見極め、つまずきを取り除くことが求められます。

気持ちの切り替えが難しく、すぐに取りかかれない子どもには、「〇時までにははじめなさい」というように、少し時間の猶予を与えましょう。作業や課題の内容がよくわからない、どこから手をつけたらよいかわからない子には、手順を教えたり、最初の部分だけを手伝ったりしてサポートします。次第に作業が進められるようになったら、援助の手を外します。

また、見通しがもてないことで不安になり、なかなか取りかかれないというケースもあります。終了時刻や課題の終わりを明確に伝えることで、「早く取りかからなければ」という意識がもてるようになることもあります。「いつまでに、どこまでやればよいのか」をはっきり伝えることも大切です。

ワンポイントアドバイス

ごほうび目当てでもよしとする

「課題を終えた人からあそんでもいい」というような「ごほうび」を提示すると、子どもたちはとたんにエンジンのかかりがよくなります。「ごほうび目当てなんて」と思われるかもしれませんが、課題に取り組めたことを評価してほめましょう。こうしたことを少しずつ積み重ねていくことによって、やがてスムーズに課題に取り組めるようになります。

ADHD ◎　自閉症スペクトラム ◎　学習障害 ◎

園・学校生活　課題を最後までやり遂げる

集中が続きにくい子どもは、根気のいる課題をやり遂げるのが苦手です。合間に休憩を入れるなど、無理なく取り組ませましょう。

効果的なサポート例

① 音や視覚刺激を減らすなど、**気が散らない環境を整備**する

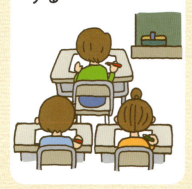

② **課題を小分け**にし、少しずつステップアップさせる

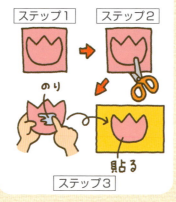

ステップ1 → ステップ2（のり／はさみ） → ステップ3（貼る）

③ 質問や相談がしやすいように、**先生の近く**で取り組ませる

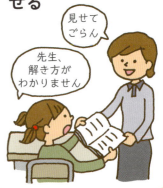

「見せてごらん」
「先生、解き方がわかりません」

④ 多動のある子の場合、**全身運動**をさせてから取り組ませる

⑤ 作業の合間に**休憩**を入れる

⑥ いつまでに、どこまでやればよいのか**見通し**をもたせる

⑦ 活動の途中、**評価する声かけ**をする

例　「がんばって取り組んでいてえらいよ」など

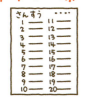

当面の目標を立てて見通しをもたせる

課題が最後まで終わりそうにないと思えると、集中力が低下しやすくなります。そのときは、実現可能な当面の目標を立てて、そこを目指して取り組ませましょう。見通しをもたせることが大切です。

課題を小分けにし少しずつ取り組ませる

ADHDのある子は、気が散りやすく、集中が続きにくいため、根気の必要な作業や課題を最後までやり遂げることが困難な場合があります。少しでも集中しやすい環境を整えるため、外の音や、周りの景色に気をとられにくい場所で取り組ませることが大切です。多動性の強い子の場合は、長時間じっとしていることが苦手なため、あらかじめ全身運動などをさせておくと効果的な場合があります。

集中が続かない子には、課題を小分けにし、ひとつめのステップが終わったら休憩して一段落させ、次のステップに進ませるというふうにします。集中が途切れたようすが見えたら、声をかけ、少し立ち歩いてもよいことにして、「ガス抜き」をします。ほかの子どもより時間がかかってもよいので、最後まで課題をやり遂げさせることを最優先します。ゴールに行き着いたら、おおいにほめましょう。

また、当面の目標もなく、漠然と作業に取り組んでいると、よけい集中が途切れやすくなります。「今日は○○までやろう」「○時までがんばろう」というように手近な目標を定め、本人のやる気を引き出すことも大切です。

ワンポイントアドバイス 先生が近くで見守るメリット

作業中わからないことが生じたら、先生に聞いて問題を解決することで先に進むことができます。しかし、先生がその場にいないと、問題がすぐに解決しないため、それを機に集中が切れてしまうことがあります。集中力の弱い子にとっては、すぐ声をかけられる場所に先生がいてくれることがメリットとなります。

| ADHD ◎ | 自閉症スペクトラム ◎ | 学習障害 ◎ |

園・学校生活　作業をていねいにする

量をこなすことや、速くすることを目指してしまいがちな子には、時間をかけてもていねいにすることが望ましいということを教えます。

効果的なサポート例

1 ていねいに作業することが望ましいことを<u>理解させる</u>

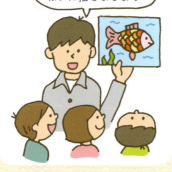

2 こなす量や速さを競っていないことを<u>明確に伝える</u>

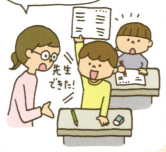

3 「ていねい」の意味がわからない子には、<u>具体的に説明</u>する

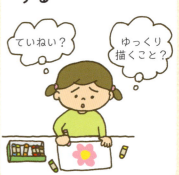

例：「はみ出さないように」「計算式も書く」など

4 課題の量を少なくして、<u>質を重視</u>する

5 参考になるような<u>完成見本を示し</u>、目標をもたせる

6 ていねいに取り組めた点を<u>具体的にあげてほめる</u>

7 <u>制限時間いっぱいまで</u>使う活動に取り組ませる

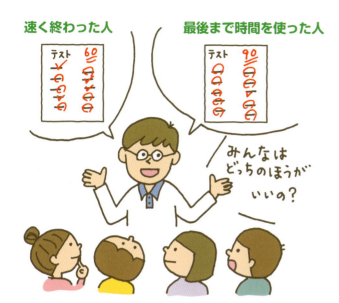

ていねいにするメリットを教える

子どもは速く解けたり、たくさん解いたりしたほうがよいと考えがちです。急いでやって失敗するより、与えられた時間をギリギリまで使ってミスをしないほうが評価が高まることを理解させましょう。

数や速さではなく ていねいさを評価する

　時間をかけてていねいに取り組むことが苦手で、手早く雑に仕上げてしまう子どもがいます。集中が途切れやすいことが原因の場合もありますが、ていねいに仕上げること、時間をかけて間違えないように問題を解くことが望ましいという意識が希薄なケースも少なくありません。

　身近な大人が、たくさんこなすことや速く解くことを評価しすぎると、こうした考えをもつ傾向があります。たとえば、問題を解くときに時間をいっぱい使って見直しを何度もすることで間違いが減ることや、時間をかけて丹念につくられた作品は素晴らしいことを教え、作業や課題にていねいに取り組むことの大切さを伝えます。

　「ていねい」とはどういうことかがわからない子どもには、「線からはみ出さないように書こう」「途中の式も書こう」など、具体的に教えましょう。はみ出さないようにするためには、気をつけながらゆっくり書く必要があります。そうした意識を続けているうちに、自然とていねいに取り組むことの意味がわかるようになっていきます。

ワンポイントアドバイス

できの良しあしは評価しない

　書字障害などがあり、本人はていねいに書いているのですが、書き上がった字はマスからはみ出てしまうという子もいます。上手にできたかどうかの評価と、取り組み姿勢の評価は別であるととらえましょう。まじめに一生懸命取り組む姿勢がみられたら、たとえ結果がともなわなくても取り組んだ姿勢をほめることが大切です。

| ADHD ◎ | 自閉症スペクトラム ◎ | 学習障害 ◎ |

園・学校生活　行動をスムーズに切り替える

没頭している活動から次の活動に切り替えられなくなる子には、終了時間前に何度か声をかけて、活動を切り上げる心の準備をさせます。

効果的なサポート例

❶ 次に取り組む活動内容をあらかじめ提示しておく

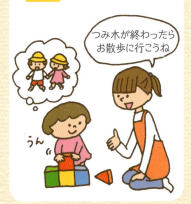

❷ あそびなどは回数を最初に約束しておく

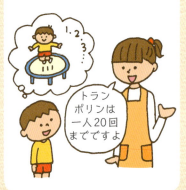

例 「○回までだよ」など

❸ いったん興味のある別の活動に寄り道させる

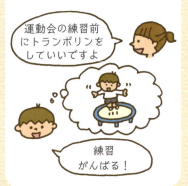

❹ 活動終了前に事前通告する　例 「あと○分で終わりだよ」など

❺ タイマーを置いて、残り時間を確認できるようにする

❻ お気に入りのグッズなどを見せて、気持ちの転換を促す

❼ 周りの子が行動を切り替えているようすを見るように促す

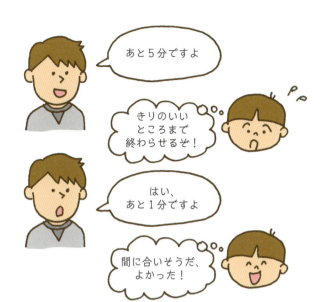

切り替える心の準備をさせる

「あと10分」のように、終わりを告げる少し前に予告することが大切です。「あと3回」「あと2回」「あと1回」などと、段階的に終わりに近づいていることを知らせる伝え方は、より有効だといえます。

残り時間を見せながら切り替えの準備をさせる

　自閉症スペクトラム特有のこだわりがあるために、没頭している活動を途中で切り上げて、次の活動に切り替えるということが難しい子どもがいます。次の活動への見通しがもてないと、行動を切り替えることへの不安が大きくなるため、次はどこで何をやるのかをあらかじめ伝えておくことが大切です。

　そのうえで、活動の終了時間が近づいたら、段階的に「あと○分で終わりだよ」と伝え、切り替えに向けた心の準備をさせましょう。声かけで伝わりにくい子どもには、見える場所にアナログ式のタイマーを置いて、残り時間があとどれくらいかわかるように示しておきます。終了時間がきて活動をやめられたら、ほめましょう。

　次が嫌いな活動だと、切り替えはより難しくなります。次の活動に入る前に、いったん子どもが好きなあそびなどを挟んでから移ると、スムーズに切り替えられることがあります。没頭している活動がなかなかやめられないときは、いまの活動から一度気持ちを引き離すために、お気に入りのグッズやおもちゃで気を引くといった工夫も必要でしょう。

ワンポイントアドバイス

周囲とのかかわりも教える

　多くの子どもは周りの子たちが活動を切り上げるのを見て、自分もそれにならいます。しかし、自閉症スペクトラムの子どもは周囲に関心をもちにくいことがあります。そのようなときは、「みんな片づけはじめているよ」といった声かけをして、周りのようすを見渡し、みんなの動きに気づかせることも必要だといえます。

ADHD ○　自閉症スペクトラム ◎　学習障害 ○

園・学校生活　急な変更に対応する

こだわりが強いと、変化に対応できないことがあります。基本的には無理強いをせず、小さな変化に対応することから練習していきます。

効果的なサポート例

❶ 可能な限り変更はしない

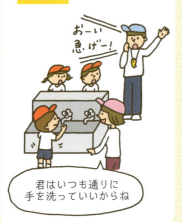

❷ やむを得ず変更が生じた場合は、早めに本人に伝える

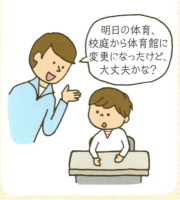

❸ 変更点は具体的に絵や文字をかいて説明する

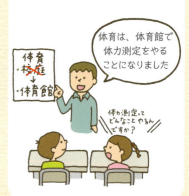

❹ 変更が受け入れられない場合、**無理強いはしない**

❺ 変更に対応できないことを**「わがまま」とせめない**

❻ 「予定は変わることがある」と、**あらかじめ伝えて**おく

❼ 時間がかかっても変更に対応できたら、**おおいにほめる**

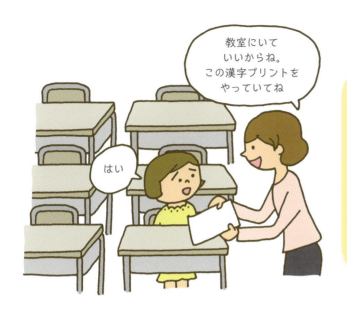

対応できないときは参加させなくても

子どもがどうしても変更を受け入れられないときは、無理強いはせず、その活動に参加させないようにします。別の課題などを与え、教室で過ごさせるといった臨機応変な対応が求められます。

対応しきれないときは個別の活動を許容する

　自閉症スペクトラム特有のこだわりがあると、予定などの変更に対応できないことがあります。いつも座っている席、あそぶ場所、自分で決めたやり方などに強いこだわりがあり、それについて変更を強いられると、パニックになるケースもあります。

　状況が許す範囲で本人のこだわりは尊重し、変更せずに済ませられることなら変更しないようにします。しかし、集団生活のなかでは、どうしても変えなくてはならない状況も生まれます。そのときは、できるだけ早く変更内容を伝え、本人が納得する時間を与えること、また、変更によって何がどのように変わるのかを具体的に知らせ、見通しをもたせることが重要です。

　急な時間割や授業場所の変更などを子どもがどうしても受け入れられないときは、集団から離れて、落ち着ける場所でみんなと別の活動に取り組んでもよいことにします。そのあと、気持ちが落ち着き、集団に加われるようなら途中から参加させるなど、柔軟に対応しましょう。時間がかかっても変更に対応できたときは、おおいにほめます。

ワンポイントアドバイス

不安を大きくさせない配慮を

　こだわりの強さは、不安の裏返しでもあります。自閉症スペクトラムの子どもがルーティンを守りたがるのは、予定外のことへの気持ちの準備がないため、変更になった場合の不安が大きくなるからです。こうした特性を十分に理解することを心がけ、安易に対応力を向上させようとして、子どもの不安を大きくさせることがないように配慮することが大切です。

ADHD ◎ 自閉症スペクトラム ◎ 学習障害 ◎

園・学校生活：状況に応じて待つ

衝動性のある子は待つことが苦手です。ただ待たせるのではなく、待っている間にどうすればよいかの指示を与えることが大切です。

効果的なサポート例

1 テスト開始前の待ち方などは、**具体的に説明**して理解させる

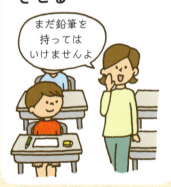

例：「鉛筆を持たない」「手をひざに置く」など

2 説明を聞かずに行動してしまう子には**指示を出す**

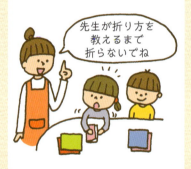

例：「説明するから見ていてね」など

3 指名されるまで待てずに発言しても**取り合わない**ようにする

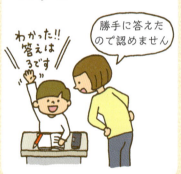

4 待ち時間に不適切な行動をとってしまう子には**個別に指示を出す**

例：「○○しながら待っていてね」など

5 待てない子の待ち時間は**短めに**する配慮を

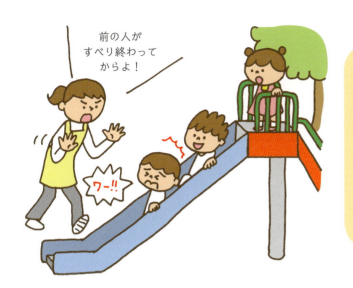

生活のなかで「待つ」ことを指導する

生活のなかで「待つ」場面は意外と多いものです。相手が話し終わるまで待つ、前の人が済むまで待つ、時間がくるまで待つなど、実生活のいろいろな場面で「待つ」ことを指導していきましょう。

待たせ方を工夫して見通しをもたせる

　ADHDの衝動性が高い子どもの場合、じっと待つことが苦手で、思い立ったことはすぐに行動に移してしまいがちです。理科の実験や調理実習で、説明を聞いてから取りかからなければならないのに、先生の説明が終わるまで待ちきれず、道具を使って勝手に行動してしまうケースなどが考えられます。説明を聞かないとミスや事故を起こしやすいことを理解させ、「まだはじめてはいけません」ではなく、「説明するから見ていてね」とポジティブな言い方を心がけましょう。

　また、子どもに自習させながら先生が机を巡回するとき、先生に早く自分の机のところに来てほしくて待てない子どももいます。そういうときは、「質問のある人のところに順番に見に行くからね」と告げて、質問者の机を回ります。対応しながら、「次、○○くんのところに行くよ」と言って、その子の順番がそろそろくることを知らせます。子どもは自分の順番が次だとわかると、見通しをもって待つことができます。

　どれくらい待てばよいのかがわかると、比較的長い時間でも待つことができるものです。

ワンポイントアドバイス

具体的な指示を与える

　ただ漠然と「待つ」ことは、子どもにとって退屈で忍耐を強いられることです。「待ちなさい」ではなく、「○○をしていなさい」というように、具体的にやるべきことを与え、それをやりながら待つ形が理想的です。「先生が来るまで本を読んでいてね」というように、待ち時間にするべきことを与えるようにします。

ADHD 自閉症スペクトラム  学習障害

園・学校生活 ルールに従う

ルールに従えない子どもには頭ごなしに叱るのではなく、従えない背景を探り、つまずきを解消してあげましょう。

効果的なサポート例

1 ルールの内容を<u>正しく理解しているか</u>確認する

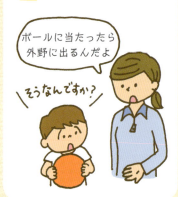

2 <u>ロールプレイ</u>などを行い、なぜそのルールが必要なのか理解させる

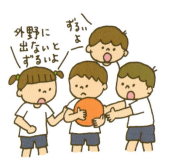

3 クラスのルールを教室の目立つところに<u>掲示しておく</u>

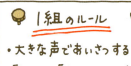

4 ルールを破りそうになったら、<u>掲示のルールに注目</u>させる

5 ルールが守れている子どもをほめて、<u>モデルとする</u>

6 ルールを守れたら、あるいはルールを破りそうになっても<u>行動を改められたらほめる</u>

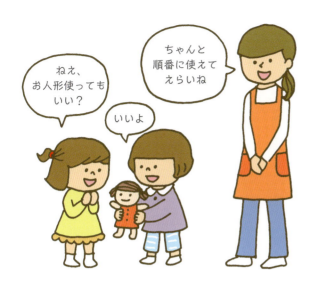

ルールが守れている子どもをほめる

ルール違反については、子どもどうしで注意の行き過ぎが生じることがあります。ルールが守れている子をほめることで、全員がそのようにふるまおうと態度が改まることが望ましいといえます。

感情をことばにして周囲の理解を得る

ルールが守れない背景には、<u>ルールを正しく理解していない、一度理解したルールを忘れてしまう、ルールはわかっているけれど自制が利かずルール違反をしてしまうといった問題があります。</u>いずれも発達障害の特性が関連しており、本人が故意にルールを破っているのではないことを理解し、ひどく叱らないようにします。

ルールは教室内に掲示し、クラス全員でときどき確認しましょう。ルールに従わなければならない理由もきちんと説明します。クラスのみんなでルールを守れたケース、守れなかったケースのロールプレイをして、どちらが望ましいのか話し合うのもよいでしょう。

ルールに従えなかった子どもを叱るのではなく、ルールに従って行動できている子どもをほめるほうが効果的です。ルールが守れていない子は守れている子どもを手本にするようになります。また、子どもがルールを破りそうになったときは、すかさず注意しますが、注意されて行動を改められたときはほめましょう。ルールに従えば受け入れられ、従わなければ受け入れられないことを認識させます。

ワンポイントアドバイス ルール違反には寛容な対応も必要

子どもの間では、ルール違反が激しく糾弾（きゅうだん）される場合があります。子どもどうしで注意し合うと否定的なことばで相手を傷つけたりすることになるため、ルール違反への対処は先生が行います。「ルールに従わないことはよくないけれど、次から守れるなら許してあげよう」というように、寛容な態度を示すことも大切です。

ADHD  自閉症スペクトラム  学習障害

園・学校生活

自分の考えを的確に伝える

意思表示がうまくできない原因が、自分の感情をことばで表せないことにあるかもしれません。ことばで表現できるような練習が必要です。

効果的なサポート例

1 自分から意思表示ができない子には、**選択肢を示して**選ばせる

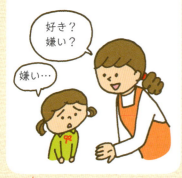

例 「好き？ 嫌い？」など

2 自分の感情を理解できていないときは、**「表情カード」**を用いて自覚させる

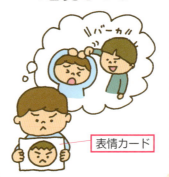

3 感情をことばで表現できないケースでは、**ことばに置き換える練習**をする

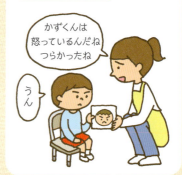

4 話したいことが整理できない子どもには、言いたいことを**リストアップ**して話す順番を考えさせる

5 要点を簡潔に伝えられない子どもには、**一番大切なことを最初に話す**ように伝える

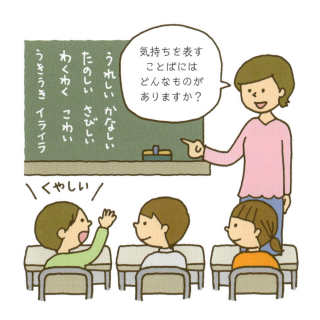

感情を表す語彙を増やす

感情を表すことばを覚え、その意味や使い方が正しく理解できるよう、ことばの学習を深めることも重要です。自分の気持ちにぴったりくることばを見つけ、言い表せるようになることを目指します。

感情をことばに表すと自身の理解も深まる

　自分の思っていることを人にうまく伝えられない背景には、引っ込み思案で人前で話せないという問題のほかに、感情をことばで表現できないという問題も考えられます。周囲の大人が選択肢をあげて質問し、それにYES、NOで答えさせるようにしましょう。

　一方、感情の理解がうまくできないケースでは、まず、自分の感情を表情と結びつけ、さらにことばで理解する練習が必要です。発達障害の有無にかかわらず、自分の感情を的確にことばに置き換えられない幼児などは、「なんとなくいやな気持ち」を「いやだ」「嫌い」ということばにすることができません。ことばでうまく言えないことが、いらだちや不安につながるため、成長とともに、ことばに置き換えてその感情を自分で納得できるようになることが求められます。

　クラス全体に対しては「表情カード」を使ったり、感情を表すことばの意味を理解したりする活動を行います。また、ことばの獲得に遅れのある子どもには、「今、いやな気持ちがしたね」と、そのつど感情を代弁し、本人の感情理解が深まるようにサポートします。

ワンポイントアドバイス　集団での意思表示は大切

　体調が悪くなったとき「気分が悪い」と訴えたり、いやなことをされたときに「やめて」と抵抗したりすることは、集団生活では必要な意思表示です。言えずにがまんしていると問題が大きくなり、本人もつらいでしょう。個別の配慮とともに、こうした意思表示が自分からできるように指導することが大切です。

ADHD 自閉症スペクトラム 学習障害

状況に合わせて話す

発表のときのスピーチのしかた、話し合いのときの話題の選び方など、場面ごとに話し方のルールがあることを教えます。

効果的なサポート例

❶ 与えられた話題に沿って話すように指導する

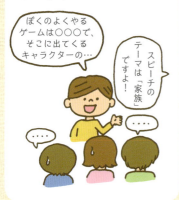

❷ 食事中などに避けるべき話題については個別に教える

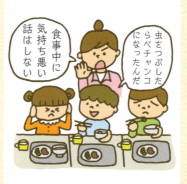

❸ 制限時間を超えて話さないよう、タイマーやベルで終了時間を知らせる

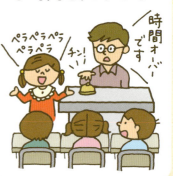

❹ 発表でのスピーチのしかたを教える
　例　姿勢、態度、視線、声の大きさ、話す速さなど

❺ 発表でうまく話せない子には、事前の原稿づくりを手伝う

❻ 発表を聞く側の雰囲気づくりにも配慮する
　例　話している人のじゃまをしないなど

スピーチのしかた

- **視線** 聞く人を見る
- **姿勢** 背筋を伸ばしまっすぐ立つ
- **声** 大きく
- **話し方** ややゆっくり、はきはきと
- **態度** ふざけず、まじめに
- **ことばづかい** です・ます調で、ていねいに
- **スピーチの内容** テーマに沿った内容に

スピーチのしかたを指導する

人前でスピーチをするときの態度や話し方を指導しましょう。視線はみんなに向け、大きな声でゆっくり話すこと、ふざけた態度をとらないこと、テーマと関係ない話題を持ち込まないことを教えます。

人前でスピーチをする練習を重ねる

発達障害児のなかには、状況理解が弱い子どもが少なくありません。友だちと雑談するときと、きちんとした場でスピーチをするときでは、話す内容も話し方も変わるということが理解できていない場合もあります。場面ごとに、話題を選んだり、ていねいなことばづかいをしたりといった配慮が必要になることを、そのつど指導する必要があります。

班の話し合いなどで話題からそれて自分の関心事のみ話してしまう子には、「その話はあとで聞きます。いまは〇〇について話します」と指導します。食事中に不快な話題を持ち込んでしまう子には、「食事中に△△の話はしません」とそのつど指示しましょう。

発表では、ていねいなことばづかいをすることや、ふざけないこと、大きな声で早口にならないなど、基本の話し方を教えます。話す内容をまとめられない子どもには、原稿づくりを支援します。テーマに沿った内容になるようにし、私的な話は入れない、制限時間内におさめるといった配慮が必要なことも理解させます。本番でうまく話せるよう、スピーチの練習にも付き添ってあげましょう。

ワンポイントアドバイス　発表を聞く雰囲気づくりも大切

発表を静かに聞く、ミスをからかったりしないというように、聞く側のルールを決めておくことも大切です。聞く側の雰囲気がしっかりつくられていないと、発表する側の気持ちがそがれてしまい、練習の成果もうまく出せなくなります。よい発表にするには、聞き手と話し手が一体となることが重要だといえます。

ADHD ◎　自閉症スペクトラム ◎　学習障害 ◯

園・学校生活　友だちとコミュニケーションをとる

友だちとかかわりをもちたがらない子にも、保育者や先生が工夫してグループに誘い入れるなどの配慮をし、人づきあいを経験させます。

効果的なサポート例

① 人とかかわりをもたない子は、**気が合いそうな同性のグループ**に誘ってみる

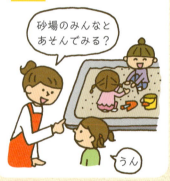

② **保育者や先生がかかわり**ながら、ほかの子どもとかかわる機会を増やす

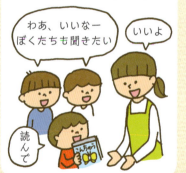

③ 授業のなかに**ペアやグループ**で行う活動を取り入れる

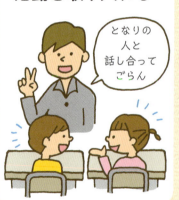

④ あそびの輪に入れない子には、**保育者や先生がグループに声をかける**

例　「入れてあげて」など

⑤ 人の表情を読むことが苦手な子には**「表情カード」**を使って、人の気持ちを理解する練習をする

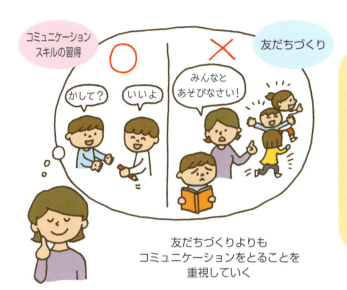

人づきあいが苦手な子を理解する

人とかかわることが苦手な子どもには、社会生活に必要なコミュニケーションのとり方が習得できるようにサポートしていきます。それ以上に踏み込んで、友だちづくりを支援したりしないようにします。

無理のない範囲で人とかかわる機会をもたせる

　自閉症スペクトラムのある子のなかには、人とかかわりたがらず、一人でいることを好む子どもがいます。こうした子どもに、無理にグループに引き入れたり、集団あそびに参加させたりすることは好ましくありません。ただし、将来、社会生活を送ることを考えれば、人とコミュニケーションをとることは不可欠ですから、一定の人づきあいはできるようになっておくことが望ましいといえます。

　一人あそびが好きな子にも、ときどき保育者や先生が「向こうでおもしろそうなことしているね。見に行ってみようか」などと誘い、友だちと一緒に過ごす機会をつくってあげましょう。保育者や先生と親しくなるにつれ、ほかの子どもにも心を開くようになることがあります。共通の趣味や特技がきっかけとなり、友だちができることもあります。

　また、少し親しくなっても、相手の気持ちがわからなくてトラブルになり、関係が深まらないケースもあります。「表情カード」などで、表情から気持ちを読み解く練習をして、人とスムーズにコミュニケーションがとれるように支援していくことが求められます。

ワンポイントアドバイス　集団あそびを強要しない

　子どもは大勢の友だちと元気にあそぶのがよい、という固定観念を押しつけないようにします。一人が好きな子にとって多人数とかかわりをもつことは大きなストレスになります。共通の趣味があり、気が合いそうな少人数と引き合わせ、同じ空間で過ごすことからはじめて、少しずつ距離を縮められるとよいでしょう。

ADHD ◎ 　自閉症スペクトラム ◎ 　学習障害 ◯

園・学校生活　怒りや衝動を抑える

衝動性が抑えられない子どもには、怒りを静めるための自分なりの対処法を見つけさせます。衝動が抑えられたときは、おおいにほめます。

効果的なサポート例

1 興奮してしまったときは**別室でクールダウン**させる

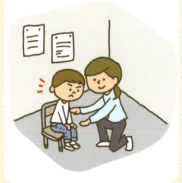

2 衝動的な怒りを抑えるための**対処法**を見つける

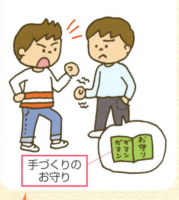

手づくりのお守り

例：落ち着くグッズを触る、数を数える、水を飲むなど

3 怒りのきっかけになりやすい**状況をつくらない**

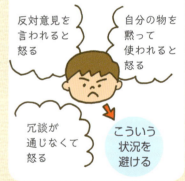

反対意見を言われると怒る／自分の物を黙って使われると怒る／冗談が通じなくて怒る／こういう状況を避ける

4 自分の**感情や行動傾向を把握**させる

5 **「気持ちの温度計」**を使い、自分の感情の状態を自覚させる

6 **ストレス**を減らす

7 気分が悪いときの**抑制的なふるまい方**を考えておく

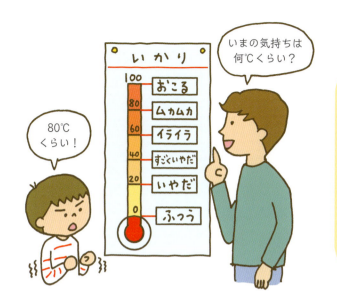

「気持ちの温度計」で自己理解を促す

衝動性の高い子どもの場合、自分の怒りの感情を客観視することができません。怒りが高まりはじめたタイミングを見計らって、「いまの気持ちは何℃？」と聞き、気持ちを客観的にとらえさせましょう。

自分に合った怒りの抑え方を見つける

ADHDの子どものなかには、衝動性が高く、ささいなことでカッとなりやすい子がいます。いったん怒りに火がつくとなかなかおさまらず、周囲に被害が及ぶこともあります。極度に興奮してしまった状態では、ほとぼりが冷めるまで人気のない静かな場所でクールダウンさせることが望ましいといえます。怒りがおさまるまでは、声をかけたり、体に触ったりせず、静かに見守りましょう。いらだちがおさまり、冷静にふるまえるようになったら、「自分で立ち直れたね」とほめます。

衝動性そのものを抑えることは難しいですが、怒りが爆発しないようにコントロールするスキルは必要です。小さなお守りをポケットに忍ばせておき、カッとなったときそれを手で握る、気持ちを落ち着かせる呪文を小声で唱えるなど、個々に合った方法を見つけるために、いろいろと試してみましょう。

また、「気持ちの温度計」を見て、いまの感情がどれくらい激しいかを指し示すことで、自分の怒りが客観視でき、冷静になれるケースもあります。怒りがピークに達する前に、ワンクッションおかせることが有効です。

ワンポイントアドバイス　自己理解を深めることが大切

ささいなことでカッとなりやすい性分であることを自覚させることが大切です。そして、どんな状況のとき怒りが爆発しやすいのか、過去の事例を振り返りながら一緒に分析しましょう。寝不足や空腹、ストレスが強いなど、カッとなりやすい状況の共通項がわかると、自分を抑制する手がかりがみえてくることがあります。

ADHD ◎　自閉症スペクトラム ◎　学習障害 ◎

友だちとの衝突を避ける

園・学校生活

衝突が起こりやすい相手との接触は避けるように配慮します。ケンカではなく、ことばで自分の意思を相手に伝えるトレーニングも必要です。

効果的なサポート例

1 乱暴は<u>絶対にダメというルール</u>をクラスで決める

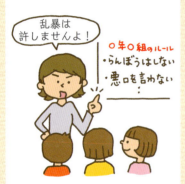

2 衝突しやすい相手を<u>同じグループや近くの席にしない</u>

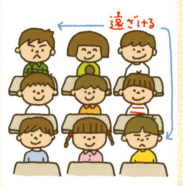

3 ケンカをした状況を思い出させ、<u>デメリットを理解</u>させる

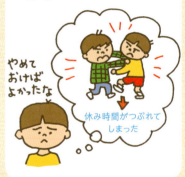

4 ケンカをしないためにどうすればよかったか、<u>ロールプレイ</u>などを通じて考えさせる

5 乱暴以外の方法で自分の気持ちを<u>相手にわかってもらう方法</u>を考えさせる

6 怒りが爆発する前に<u>クールダウン</u>させる方法を見つける

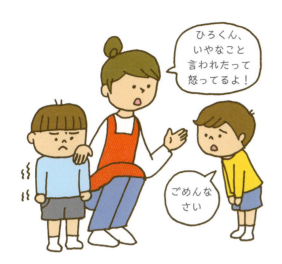

乱暴で気持ちを伝えることはできない

怒りの感情を乱暴で表してしまうと、その事実だけが大きくなり、自分の思いを相手に伝えられないことを理解させましょう。幼児の場合は、保育者がその気持ちをことばにして代弁するよう努めます。

乱暴以外の方法で自分の気持ちを伝える

　衝動性の高い傾向のある子どもどうしが近くの席に座ったりすると、衝突が起こりやすくなります。トラブルの起こりやすい子どもどうしは席を離したり、同じグループに入れないようにしたりといった配慮が必要です。衝動性の高さからトラブルを起こしてしまう子の場合、故意にいやがらせをしているわけではなく、冷静になったときには自分でも「しまった」と反省しているものです。乱暴してしまうことは厳しく注意しますが、カッとなりやすい特性には理解を示しましょう。

　友だちと衝突しないためにはどうしたらよいか、子ども自身に考えさせることも必要です。最近起きたトラブルを思い返して、どうすれば衝突せずに済んだかを、相手の子どもと一緒に、またはクラス全体で考えさせましょう。ロールプレイなどで、状況を客観視させることも効果的です。

　たたいたり押したりして抵抗するのではなく、「そんなこと言われたくない」とことばで伝えるほうが、気持ちを相手に理解してもらいやすいことも強調します。幼児の場合は、保育者が代弁してあげるようにしましょう。

ワンポイントアドバイス　クラスの雰囲気づくりに努める

　カッとなりやすい子をわざと怒らせて、おもしろがる子どもには厳しく注意します。衝動性の高い子どもの特性を周りの子が理解し、むしろ怒らせないようになだめたり、励ましたりといった配慮がみられるようになることが理想です。子どもどうしが肯定的にかかわれるようなクラスの雰囲気づくりが望まれます。

ADHD 〇 自閉症スペクトラム 〇 学習障害 〇

過度の身体接触を避ける

園・学校生活

友だちに過度なスキンシップを行い、親愛の気持ちを示そうとする子がいます。人づきあいのマナーとして一定の距離を保つことを教えます。

効果的なサポート例

1 特定の子どもへの過度な身体接触がある場合は**近づけない**ようにする

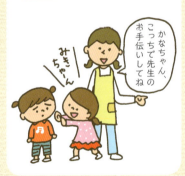

2 洋服など触っても**よい部分を決めて**守らせる

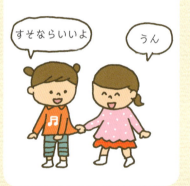

例 そでや、すそならOKなど

3 片腕分の長さ以上は**近づかないルール**決めをする

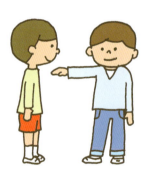

4 身体接触のレベルを**カードなどで示し**、自分の行動がどのレベルだったか理解させる

5 スキンシップ以外の**親愛の表し方**を教える

例 ことばで伝えるなど

6 スキンシップが苦手な子どもがいることを**理解させる**

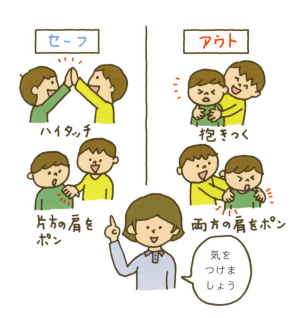

触ってもよいパターンを確認する

スキンシップのパターンをクラス内で確認しておきましょう。握手やハイタッチなど、過度にならない程度のふれあいは、親しみや喜びの表し方として適切であることを理解させます。

スキンシップではなくことばで親しみを表す

　人との距離のとり方がわからない子どもがいます。親しい友だちに近づきすぎたり、過度な身体接触をしたりする子どもには、過度なスキンシップは相手を困らせることを理解させ、一定の距離を保って接するよう指導します。一般的には、片腕分の長さの範囲がパーソナルスペースとされ、腕を伸ばしても届かないくらいの距離でいるように指示します。

　親しみの気持ちを表すために、スキンシップ以外の方法があることも教えましょう。体を触るよりも、「○○さんと一緒にあそぶと楽しいよ」というように、ことばで伝えるほうが相手によく伝わります。ことばで表現することで相手に理解してもらうよう働きかけましょう。

　また、相手により、触ってもよい場所を決めたり（そでとすそならOKなど）、握手、ハイタッチ、肩をポンとたたくだけなら大丈夫としたりして、許容されるスキンシップもあることにすれば、本人もストレスを感じなくて済みます。発達障害の子どものなかには、感覚過敏のため、体に触られると痛いと感じる子もいるため、相手の許可なく触ってはいけないことも教えます。

ワンポイントアドバイス　異性への身体接触には、とくに注意

　子どもは親しみを込めてスキンシップをしているつもりなので、悪気は全くないのですが、年齢が上がってくると、「べたべたしてきて気持ち悪い」と友だちから敬遠されてしまうでしょう。小学校高学年ごろからは、とくに異性への身体接触が過度にならないよう、同性に対するときよりも控えめにすべきことを教えます。

ADHD	自閉症スペクトラム	学習障害
○	○	○

園・学校生活　からかわれたときの対応

発達障害のある子はからかいやいじめの対象になりやすいため、先生や保育者がほかの子どもとのかかわりを注視しておく必要があります。

効果的なサポート例

① 明らかないじめは**すぐにやめさせる**

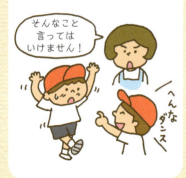

② 1日の学校生活を振り返る**感想などの日誌**を書かせる

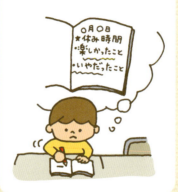

③ からかいに気づいていないケースでは、からかっている子から**引き離す**

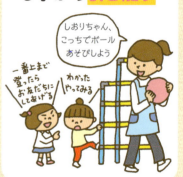

④ 言い返すことができない子には、先生や保育者が**代弁**する

⑤ クラス全体で友だちの**長所をほめ合う**機会をもつ

⑥ 人間関係を育むことも大切なので、先生や保育者が**介入しすぎず見守る**姿勢も必要

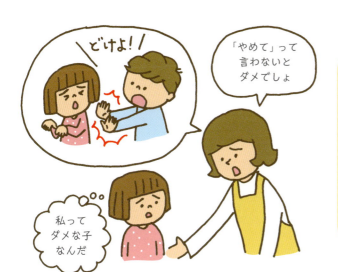

「やめて」と言えないことをせめない

からかわれても言い返すことができない子に、「なぜちゃんとやめてって言えないの？」とせめないようにします。せめられると、自分が悪いと思い込み、自尊感情を育めなくなってしまいます。

からかわれたまま放置しておかない

　発達障害のある子どもは、からかわれたり、いじめの対象になったりしやすい傾向があります。日ごろから、子どもがからかわれたり、孤立したりしていないか、注意して観察することが求められます。場合によっては、本人がからかわれていることに気づいていないケースもあります。本人が平気そうだからとそのままにしておかず、ようすを見て取ったら介入し、からかっている子から引き離します。いやな思いをしているのに、「やめて」と言えない子もいます。先生が気づいたときは、「○○さん、いやがっているよ」と代弁してあげましょう。

　また、目の届かないところで問題が起こっている可能性もあります。クラス全員に1日の感想を書かせる機会を設け、いやなことがあったらそこに書くよう促します。口頭で言いにくいことも紙には書きやすいという子もいます。このようにして、クラスの状態を把握するよう努め、問題が起きていたらすぐに対処するようにしましょう。ただし、介入はほどほどにし、一定の距離をおきながら、状況がエスカレートしないように見守ります。

ワンポイントアドバイス　からかわれる子をせめない

　「ちゃんと言い返さないから、からかわれるんだよ」というように、からかわれる側に非があるような言い方はしないようにします。言い返すことができない子は、自分が悪いと考えるようになり、自尊感情が損なわれて、ますます自信を失います。言い返せなくても、別の方法で意思表示をする手立てを考えましょう。

| ADHD ◎ | 自閉症スペクトラム ◎ | 学習障害 ◎ |

園・学校生活 欠席や遅刻への対応

欠席や遅刻を常態化させないために、家庭と連携を図ることが求められます。欠席の原因が学校にある場合は、誠実に対応します。

効果的なサポート例

1 欠席や遅刻の連絡がなければ、学校から**保護者へ連絡**する

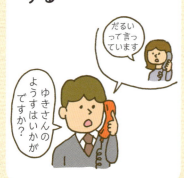

2 1日登園・登校できたら、**ごほうびシール**をあげる

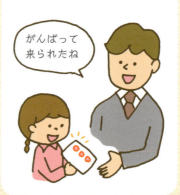

3 教室登校にこだわらず**保健室登校**でもよいことにする

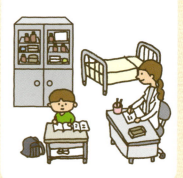

4 欠席の原因が学校にある場合は、**問題の改善**を図る
　例　いじめ、友だちがいない、嫌いな活動があるなど

5 家庭での**生活リズムを見直して**もらう

6 不登校や遅刻が続いている子には、**毎朝電話**をかける

7 子どもに学校での役割を与え、**学校に来るきっかけ**となるようにする
　例　係、委員など

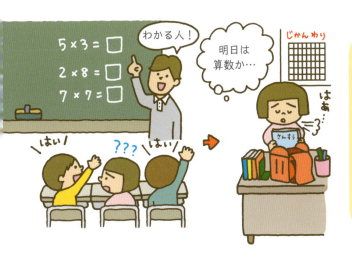

欠席の理由を探ることが大切

欠席の理由を即、いじめや友だち関係と結びつけて考えがちですが、学習についていけない、朝起きられないなどの問題が原因の場合もあります。保護者と情報交換を密に行いながら原因を探りましょう。

家庭から連絡がなくても働きかけを続ける

　遅刻の回数が増えたり、特定の曜日に休む状態がみられるようになったときは、不登校になる心配があります。保育園・幼稚園の場合も、登園時間が遅れるようになったり、家庭で「行きたくない」と訴えるようになったりしたときは、SOSのサインと受け止めます。

　まず、なぜ登校・登園したがらないのか、原因を探りましょう。保護者と連絡をとり合い、子どもの訴えに耳を傾けるようにします。先生に叱られた、勉強がわからない、いじめられているなど、欠席の原因はまちまちです。また、問題が家庭のなかにある場合もあります。生活リズムが乱れ、朝起きられないために登校できないケースもあるため、家庭にも協力を求めます。

　本人が教室に入りたくなければ保健室登校でもよいことにします。遅れてもよいので、必ず学校に来るよう本人と約束しましょう。連絡なく欠席が続いている子どもにも、毎朝電話をかけて、できるだけことばを交わすようにします。また、動物好きの子どもに「生き物係」を任せるなどして、学校に来るきっかけをつくる配慮をすることも必要です。

ワンポイントアドバイス　保護者との連絡は不可欠

　無断で欠席や遅刻が続いている子どもの保護者には、必ず連絡を入れましょう。最近は共働きの家庭も多く、親が子どもより先に出勤してしまうため、子どもが登校しているかどうか確認できていない可能性もあります。保護者と学校が連絡を密にとり、子どもの状態について共通理解する必要があります。

| ADHD ◎ | 自閉症スペクトラム ◎ | 学習障害 ◯ |

園・学校生活　グループ内で役割を担う

係の活動や、給食当番、掃除当番などで人と協力する経験も必要です。役割を担うためには、スキルを身につけることも求められます。

効果的なサポート例

❶ あいまいな指示は伝わりにくいので**具体的に指示**する

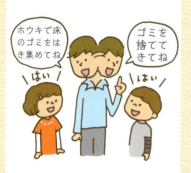

例　「○○をしなさい」など

❷ 担当する**仕事内容、役割分担を明確**にしておく

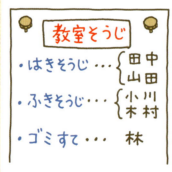

❸ 本人が**やりやすい仕事、得意な作業**をあてる

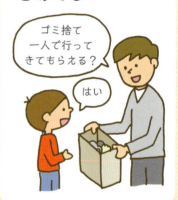

❹ 役割が担えなかったとき、せめるのではなく、どうしたらうまくできるかを**話し合う**

❺ 給食当番や掃除をこなすのに**必要なスキル**を身につける

❻ 仲間と協力しないと成果が得られない**ゲーム**を行う

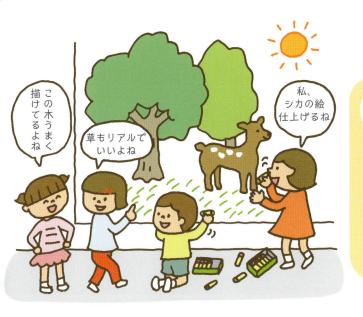

協力することで得られる成功体験を

役割を担うことの意義がわからない子は、人と協力することによって成功した喜びを味わったことがないのかもしれません。うまくいってみんなで達成感を分かち合う経験を積めるように支援します。

役割を担うことで成果を得る経験を積む

　人と作業を分担し、協力し合いながらひとつのことを成し遂げる意味が理解できていない子どもがいます。係の仕事、掃除、給食当番などを通して、自分の役割を果たす経験を積む必要があります。「協力する」意味がよくわからない子どもには、具体的に何をしたらよいのかを指示します。掃除の分担であれば、「ゴミ箱のゴミを捨てに行ってね」というように指示をし、ゴミを捨てに行くことが掃除全体のなかで、ひとつの役割を果たしているということを理解させます。

　自分の仕事を投げ出してしまうケースでは、せめるのではなく、どうしたらできるのかを一緒に考えさせましょう。発達障害のある子は、得意なことと不得意なことが極端に分かれやすいため、本人がやりやすい仕事を任せることで、うまくいく場合もあります。

　ただし、いつまでもやらなくてよいということではなく、必要なスキルを少しずつ習得させる必要があります。運動会や学芸会で役割を担わせたり、人と協力しないと成果が得られないゲームを活動に取り入れたりしながら、協力することの大切さを実感させます。

ワンポイントアドバイス　役割を果たした全員をほめる

　みんなが役割を担い、きれいに掃除ができた、係の活動がうまくいったというタイミングを見計らって全員をほめましょう。成功した、感謝されたという経験が、役割を果たしたことに対する達成感につながります。さらに、一人の仕事は小さいけれど、みんなの仕事を集めると大きな成果になることを実感させます。

| ADHD ◎ | 自閉症スペクトラム ◎ | 学習障害 — |

園・学校生活
グループ活動に参加する

グループで協調することが苦手な子に対しては、メンバー構成を配慮したり、問題が起こらないよう先生が介入したりする必要があります。

効果的なサポート例

1 人づきあいが苦手な子と、親しい子を<u>同じ班に入れる</u>

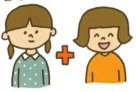

2 ふざけてしまう子と、同調する子を<u>同じ班に入れない</u>

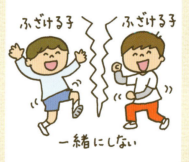

3 コミュニケーションが乏しい場合、<u>先生が入り</u>雰囲気づくりを支援する

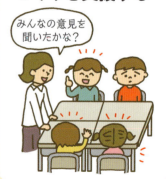

4 遠足などでは、迷子になりやすい子に<u>見守り役</u>をつける

5 班での話し合いでは、全員の意見を公平に聞く、ほかの人の意見を否定しないなどの<u>ルールを決めて</u>おく

6 班のなかで譲り合いや賛成意見などの<u>ポジティブな言動がみられたらほめる</u>

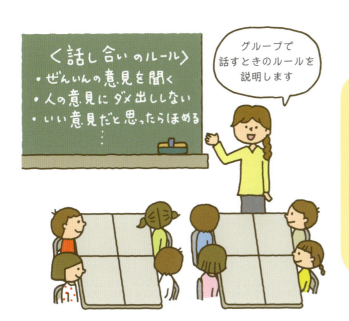

話し合うときのルールを決める

グループの話し合いでは、みんなが公平に意見を述べること、意見が分かれたときは多数決で決めることなどのルール決めが必要です。ルールを最初に決めておき、みんなが守れるように指導します。

班のメンバー構成には配慮が必要

　遠足の班行動などで、グループの一員という自覚をもち、仲間と一緒に行動したり、活動に参加したりすることが不得意な子どもがいます。背景には、<u>人とかかわることが苦手でみんなとなじめなかったり、多動や衝動性が強く、人と合わせて行動することができなかったりといったことが考えられます</u>。

　グループのメンバー構成には一定の配慮が必要だといえます。ふざけてしまいやすい子どもと同調しやすい子を同じグループに入れない、人づきあいが苦手な子には比較的親しい子を一緒にするといった配慮をしましょう。

　人とかかわりをもちたがらない子の場合、話の輪にも加わらず、課外活動でも単独行動をとりやすいため、ときどき先生が介入してほかのメンバーとの橋渡し役を担います。一方、みんなの意見も聞かずに自分の意見を押し通すといった行動がみられる子には、みんなと協調するよう指導します。こうした行動の背景に衝動性の高さが関与している場合があるため、ひどく叱らないように留意します。冷静になると、自分の行動の誤りに気づくこともあります。

ワンポイントアドバイス ### 孤立させない配慮をする

　人と協調することが苦手な子どもは、グループ活動で孤立しやすくなります。自分から歩み寄らないのが悪いという見方ではなく、参加しやすくなるようにだれかがひと声かけてあげるといった配慮がほしいものです。メンバーにそうした役割が担える子どもを入れるか、先生が介入してサポートすることが求められます。

ADHD ◎　自閉症スペクトラム ◎　学習障害 —

園・学校生活　不適切な発言をしない

発言のルールが守れない子どもには、罰するのではなく、うまくできたときにほめる形で「正の強化」をしていきます。

効果的なサポート例

1 授業中の不適切な発言には、**低い声で短く注意**する

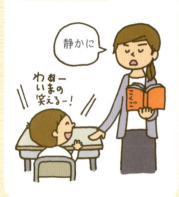

2 注意をするときは**肯定的なことば**を使う

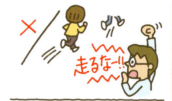

例　「廊下を走るな」ではなく「静かに歩きなさい」など

3 ことばづかいがていねいな子どもを**名指ししてほめる**

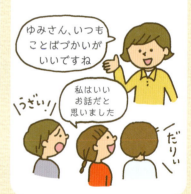

4 人をからかったり、差別したりする発言に対しては、不快になる人がいるからやめるよう**注意する**

5 よいことばを使えた子には、**ごほうび**をあげる

6 クラスでことばづかいの**ルールを決める**

例　「ちくちくことば」と「あったかことば」など

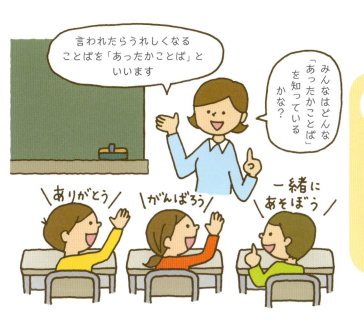

「あったかことば」を奨励する

不適切な発言をする子を個別に注意するよりも、クラス全体を適切なことばづかいへと導いていくほうが効果的です。使いたいことばを「あったかことば」とし、みんなで使っていくことを奨励します。

使ってはいけないことばと使いたいことばを明確にする

　授業に関係ないコメントをしたり、ほかの子どもをからかったりする子どもには、低い静かな声で短く注意します。感情的になって大きな声で叱ることはせず、一度注意してもやめなければ無視し、やめられたら、「よくやめられたね」とほめましょう。

　相手の気持ちを考えずに人を不快にしたり、威圧したり、攻撃したりするような発言をする背景には、衝動的で自己コントロールが利かない、相手の気持ちを読めない、欲求不満がありイライラしているといったことがあると考えられます。衝動性の高い子には、ことばを発する前にひと呼吸おかせるトレーニングをさせ、人の気持ちが読めない子には、使わないほうがよいことばと積極的に使いたいことばを教えましょう。

　クラスで、使ってはいけないことば（ちくちくことば）と、使ったほうがよいことば（あったかことば）を話し合って決め、「あったかことば」が使えたらほめ合ったり、ごほうびシールを与えたりして評価します。クラス全体のことばづかいが変わることで、一人一人のことばづかいも変わってきます。

ワンポイントアドバイス　いやな思いをした経験を共有

　「うざい」「きもい」など、友だちから言われていやな気持ちになったことばを、子どもたちから聞いて黒板に書き出します。そのことばを言われたらどんな気持ちになるかを一人一人に想像させ、使うべきではないことを実感させましょう。また、軽い気持ちで使って、人を傷つけていたことへの反省も促します。

column 発達障害の子どもといじめ

発達障害といじめは密接にかかわっている

発達障害といじめと聞くと、読者のみなさんはどのような連想をされますか？

私が真っ先に連想するのは、ADHDの子どものことです。ADHDの診断基準（DSM-5）の項目には、「しばしば他人を妨害し、じゃまをする」と書かれていますし、二次障害として陥りやすい反抗挑戦性障害の診断基準にも、「しばしば故意に他人をいらだたせる」「しばしば意地悪で執念深い」と書かれています。これだけを読むと、ADHDの子どもにはいじめっ子が多いのかな？　と思ってしまいます。

もうひとつ連想するのは、自閉症スペクトラムの子どものことです。皮肉やお世辞の理解に困難があるため、ぎこちない人間関係のなかで、いじめのターゲットになりやすいような気がします。

発達障害の子どもといじめや仲間はずれについての興味深い研究を、アメリカのトゥイマン（Twyman）さんという研究者が行っています。そこで明らかになったのは、発達障害といじめの間には極めて密接な関連があるという事実でした。

下の表を見てみると、アメリカではいじめっ子、いじめられっ子、そして仲間はずれになった経験のある子どもは、定型発達の子ども全体のうち、約8～9%であることがわかります。

さて、私の最初の連想は当たっていたのでしょうか。ADHDについては全く逆でした。ADHDでいじめっ子を経験した子の割合は12.5%ですが、いじめられっ子、仲間はずれを経験した子は30%弱で、実にADHDの子の4人に1人程度が経験するほどの多さだったのです。

自閉症スペクトラムについての連想は当たっていました。いじめられっ子は約3割の子が、仲間はずれについては半数近くの子が経験していました。

この数値からもわかるように、発達障害の子どもは、同年代の子どもたちからいじめられたり仲間はずれにされるという経験のなかで人格を形成していくのです。二次障害（36ページ参照）が起こりやすくなる素地が、ここにもあるといえます。

	いじめられ	いじめ	仲間はずれ
定型発達	8.5%	9.1%	8.6%
自閉症	29.0%*	6.5%	42.9%*
ADHD	29.2%*	12.5%	27.6%*
学習障害	24.2%*	30.3%*	18.2%*

参考文献：Twyman KA et al. Bullying and Ostracism in Children with Special Health Care Needs. J Dev Behav Pediatr 2010
＊定型発達に比べて統計的に有意に多いことを示す

4章

支援のしかたで子どもが変わる

学習編

発達障害のある子どもは、得意不得意のばらつきが大きいという特徴があります。苦手なことを特訓で克服させるのではなく、得意なことに取り組む機会を多く与え、能力を伸ばして、自信につなげられるように導きます。

ADHD 〇 自閉症スペクトラム ― 学習障害 ◎

読み飛ばしを防ぐ

学習 読み

文字を目で追い、理解する力が弱い子どもがいます。練習で改善させることは難しいため、学習支援グッズなどを活用しましょう。

効果的なサポート例

1 行を飛ばして読みやすい子には**音読補助シート**を活用させる

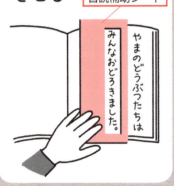

2 行の横に**しおりや定規をあて**ながら読ませる

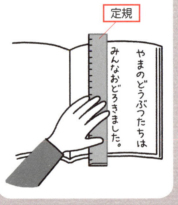

3 指や鉛筆などで、**文字を追いながら**読ませる

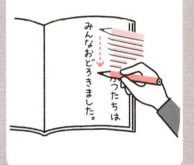

4 文頭に**番号**をふっておく

5 読み飛ばしやすい語句は**マーカーで色づけ**して目立たせる

例 文末部分など

6 文字の大きさや改行の位置に配慮した**コピー**をつくり、そちらを読ませる

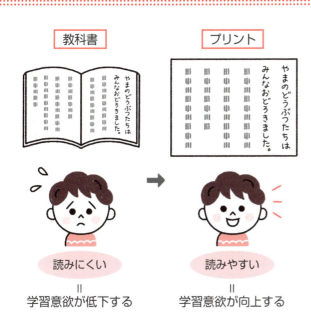

読みやすい教材づくりを

教科書の文字が小さい、行間が狭いといった理由で読み飛ばしが生じていることもあります。同じ文章を大きめの文字、広い行間で印字し直したプリントを配布することで、つまずきが解消されます。

「音読補助シート」で行の読み飛ばしを防ぐ

　教科書の音読などで、行を丸ごと読み飛ばしてしまったり、一部の語句を抜かして読んでしまったりする子どもがいます。これは、<u>文字を目で追い続けていることができず、文字から一度目を離してしまうと、どこまで読んでいたかわからなくなってしまうことで生じる問題です。文字の識別や理解が苦手な学習障害や、集中力に乏しいADHDで起こりやすいといえます。</u>

　行の読み飛ばしを防ぐには、文の横にしおりや定規をあてがい、1行読むごとにずらしていく方法が有効です。読み飛ばしの多い子ども向けに開発された、注目すべき行以外を目隠しできる「音読補助シート」などのグッズを積極的に活用しましょう。

　教科書の文字が小さくて見えにくかったり、切りの悪いところで行替えされていることもあるため、子どもに読みやすい大きめの文字で、行間も広めにとり、行替えに配慮したコピーを作成して配布できれば、より効果的です。本人にとって読みにくいものを無理に読ませようとするのではなく、読みやすい環境づくりを行うように努めることが大切です。

ワンポイントアドバイス　発達障害の特性からくる問題

　注意力が足りないから読み飛ばしてしまうのだと、子どもをせめないようにします。こうした脳機能のかたよりは、発達障害からくる特性で起こるものであり、努力不足が原因ではありません。がんばっているのにスラスラ読めないことで本人も劣等感を覚えていることに配慮し、小さな点でも改善されれば、おおいにほめましょう。

| ADHD 〇 | 自閉症スペクトラム — | 学習障害 ◎ |

学習読み

似ている字・語句を判別する

文字を識別する脳機能のかたよりが原因で生じる問題です。間違えやすい文字を色づけなどして目立たせ、注意を喚起するようにします。

効果的なサポート例

1 **大きな字で印字**したものを読ませ、判別しやすくする

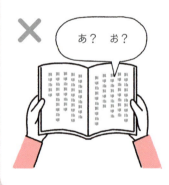

2 間違えやすい字に**マーカーで色づけ**をして目立たせる

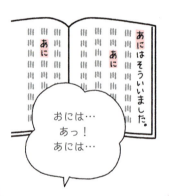

3 子どもが間違えやすい字を**書かせて判別**させる

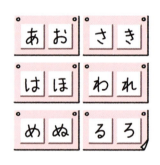

4 似た文字を並べて、**細部に注目**して比較させる

5 似ている**文字のカード**をつくり、どちらの文字を当てはめると正しいことばになるかを考えさせ、理解させる

6 間違った文字を入れた文章を読ませ、**間違い探し**をさせる

7 視覚認知のかたよりを矯正するための**ビジョントレーニング**＊が有効な場合もある

＊視機能（見る力）の問題を解決し、学習や生活の困難を改善するトレーニング

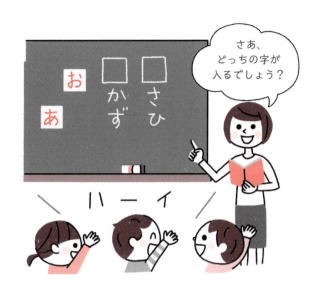

ゲームなどを通して楽しく覚えさせる

子どもが楽しみながら文字の違いを理解できるようにするために、ゲームなどを取り入れることも有効です。正しい文字を当てはめると語句が完成するクイズや、間違い探しなどがおすすめです。

間違えやすい文字を取り出して比較する

　注意力や集中力の弱さから読み間違えるケースもありますが、多くの場合は視覚でとらえた情報を認知するプロセスのどこかに不具合があり、読み間違えやすいと考えられます。学習障害のある子のなかには、読み・書きなどでつまずく子が少なくありません。

　脳機能に原因があるため、本人が細心の注意を払えば読み間違いを防げるというものではありません。間違えやすいことをせめるのではなく、どうしたら間違えないように読めるか、サポートの方法を考えるべきです。

　文字を大きくしたり、読みやすい書体にしたりすることは最も基本的な対処法といえます。また、よく間違える文字をマーカーで色づけし、注意を喚起することも効果的です。

　あるいは、ことばの一部を空白にして、似ている文字のどれを入れるとことばが完成するか、といったゲームをやり、文字の違いに気づかせていく方法もあります。間違えやすい文字を取り出して、違いを比較したり、書く練習をしたりといった集中的な学習を繰り返し行っていくことで、しだいに間違いに気づきやすくなっていきます。

ワンポイントアドバイス

細部に注目することが苦手

　細部に注目することが苦手な子どもには、文字を拡大して見せて細部を指し示しながら違いを比較するよう促しましょう。こうした練習を重ねるうちに、細部に気をつけて見る意識づけができるようになっていきます。英語の学習がはじまるとアルファベットの識別も必要になるため、ひらがなや漢字で練習しておきます。

| ADHD 〇 | 自閉症スペクトラム — | 学習障害 ◎ |

学習読み
細部まで正確に読む

文末などをいい加減に読んでしまう子どもには、ゆっくりていねいに読むこと、読みながら目で細部を確認するクセをつけさせます。

効果的なサポート例

❶ 基本的にゆっくり読ませる

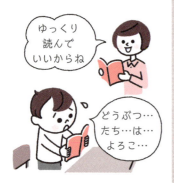

❷ 指や鉛筆で一字一字を追わせながら読ませる

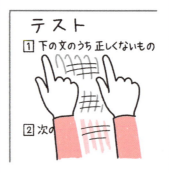

❸ 慣れるまでは、小さな声を出しながら読ませる

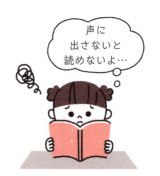

❹ テストの問題文などを最後まできちんと読まない子には、最後の文を最初に読ませるようにする

❺ 長い文を一気に読むのではなく、区切りながら読む練習をさせる

❻ 速くスラスラ読むのがよいのではなく、ゆっくりでもよいので正確に読むことが重要であると指導する

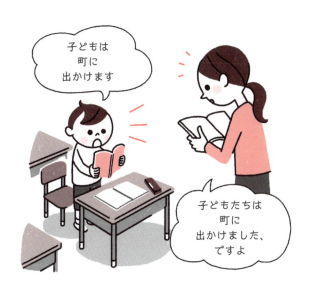

ゆっくりていねいに読む習慣づけを

速くスラスラ読むことより、ていねいに間違いなく読むことのほうが大切ということを理解させます。文末や語尾を適当に流して読んでしまう子どもには、そのつど間違いを注意しましょう。

ゆっくり読むことで読み間違いを減らせる

　不注意や落ち着きのなさから、書かれた文章を最後まで正しく読むことができないケースがあります。思い込みで読んでしまい、「してしまいました」を「しました」と端折（はしょ）ったり、「て・に・を・は」を読み間違えたりすることがあります。目で文字をきちんと追わずに読んでいるためで、ゆっくり読ませることで、正確に読むことができるようになります。

　また、子ども自身に、速く読まなければならないという思い込みがあり、スピードを重視して読んでいる可能性もあります。速く読むことより、ゆっくりでもよいので正確に読むことのほうが大切という指導も必要です。字を指で追いながら読んだり、小声で音読したりすることで、文末の文字までしっかり目で追うことができるようになります。

　細部を正しく読まないでいると、テストの問題文を読み違えて、答えを間違える可能性も出てきます。「正しくないものを選びなさい」と聞かれているのに「正しいもの」を選んでしまうといった失敗が起きやすくなるのです。日ごろから、落ち着いて文末まで正しく読む習慣をつけましょう。

ワンポイントアドバイス　読む文章量の調整も

　一文一文や、文章全体が長いと、より読み間違いが起こりやすくなります。長い文は区切って読むようにし、ひと区切りごとに注意を払いながら文字を目で追うようにします。読む練習は短いものからはじめ、量は少しずつ増やしていきます。読み慣れることで、まとまった量の文章を一定の速さで読めるようになります。

ADHD	自閉症スペクトラム	学習障害
○	—	◎

学習読み　黙読して内容を理解する

声に出して読むことと、目で文字を追いながら理解することは別の機能だといえます。理解が追いつかないときは、ゆっくり黙読させます。

効果的なサポート例

1 文章の内容理解を重視するときは、**CDなどの朗読**を聞かせる

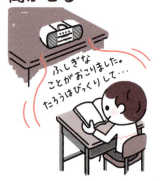

2 **短い文章**を読んで内容を理解する練習をする

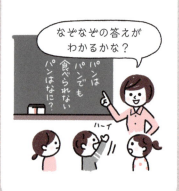

例　なぞなぞなど

3 **低年齢向け**の簡単な内容の文章を読解する練習をする

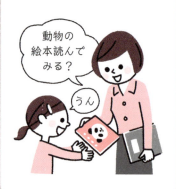

例　興味のあるテーマで文字が少ない本など

4 黙読に必要な時間を多めにとり、**ゆっくり読ませる**

5 **短い文章を読む練習から**はじめ、徐々に長い文章を読ませる

6 「読み」と「理解」は別ものと考え、**読む練習を先にする**

7 **あらすじやポイントを先に説明**しておき、黙読のときの理解を助ける

「読み」と「理解」は別々に

黙読が不得意な子には、読む練習と内容の理解は別々に取り組ませます。問題を解いたり、考えたりするために、内容理解を優先させる場合は読み聞かせで対応し、読む練習は別の機会に行いましょう。

「読み」と「理解」を分けて別々に取り組ませる

　文字を目で見て認知したあとのプロセスで、意味理解につなげる機能に弱さがあったり、それをスピーディーに行えなかったりするために、黙読して理解することが苦手になってしまいます。

　「読み」と「理解」は分けて考え、読むことを重視するときは音読させ、理解を重視するときはCDの朗読や先生の読み聞かせで理解を促すようにしましょう。また、理解重視のために、子どもに文章を読ませる前に、内容のあらすじやポイントを説明しておき、読むときの理解を助ける方法も効果的です。

　一方、「読み」と「理解」の同時進行にこだわるのであれば、時間をかけて黙読させることで、理解を追いつかせることがある程度は可能になります。読解の練習には、なぞなぞやクイズなどの短い文章や、内容が平易な絵本、低年齢向けの本などを使ってみましょう。本人が興味をもつテーマの本もおすすめです。

　また、短期記憶に弱さがあると、読みながら最初のほうに読んだ部分を忘れてしまうことがあります。こうした場合も短い文章を読む練習からはじめ、徐々に長い文章を読めるようにステップアップさせていきます。

読みを重視	内容理解を重視
理解度を問わない	読まない

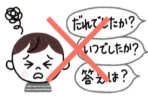
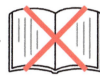

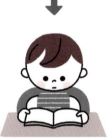
文字を目で追う練習を重ねる

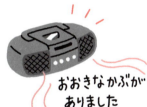
聞いて理解する

ワンポイントアドバイス　本嫌いの子でも読める工夫を

　黙読の苦手な子はたいてい本嫌いで、こうした子どもに無理に本を読ませようとしてもうまくいきません。絵本のように文章が少ないものや、子どもの好きなおもちゃやゲームの説明書など、本や教科書に限定せず、いろいろなところにある文を読ませましょう。読む機会が増えれば、読解のスキルも向上していきます。

| ADHD ◎ | 自閉症スペクトラム — | 学習障害 ◎ |

学習 書き
はみ出ないように書く

不器用さがあり、整った文字を書けない子どもには、ガイド付きの記入用紙や、マスや行が広めのノートを用意して対応します。

効果的なサポート例

1 **大きなマス目や広い罫線**などのノートを使用させる

●大きいマス目だとはみ出さない

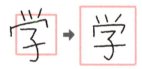

●補助線があるとバランスがとれる

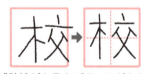

2 書きはじめ（始点）と書き終わりの位置に**マークをつけて意識させる**

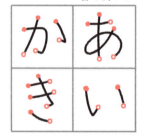

3 点結び、線結びの練習をして**手先の動きをなめらかに**する

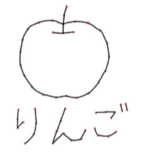

4 **なぞり書き**で、適切な大きさに整った字を書く練習をする

5 漢字はマス目に**補助線の入ったノート**を使って書く

6 あとからの見やすさを考慮し、罫線は1～2行飛ばし**間隔を開けて書かせる**

7 **最初は筆で書く練習**をし、次にペン、鉛筆と移行させる

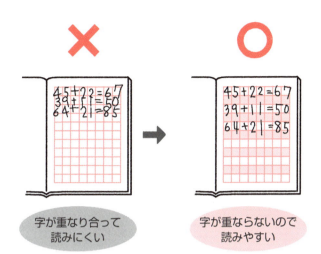

ノートは1段分飛ばして書かせる

小さい字が書けない子の場合は、板書をノートに写すときに、マス目や罫線を1段分ずつ飛ばしながら書かせます。隣の段に続けて書くと、字が重なり合って、あとで読めなくなる可能性があります。

点結びや線結びで不器用さを改善する

　発達障害のある子どものなかに、手先が不器用で、筆記具などの道具をうまくコントロールしながら扱えない子がいます。力の入れ方や動きの調整ができないために、マスからはみ出るほどの大きな字を書いたり、薄すぎて読めない字を書いたりすることがあります。字が薄すぎる子には、芯のやわらかい鉛筆（4B、6Bなど）を使用させましょう。

　マスや行をはみ出てしまう子には、大きめのマス、広めの罫線のノートを用意し、大きめの字を書いてもよいことにします。どこから字を書きはじめたらよいかわからない子には、マスのなかに始点の印をつけてあげましょう。なぞり書きの練習をさせることで、適切な字の大きさを理解させる方法もあります。

　板書を写すノートなどでは、あとから見直すときに読めないと困るので、マス目を1段分開けたり、罫線を1～2行飛ばしたりしながら書かせます。鉛筆を握る力の入れ具合や鉛筆を動かす方向が適切になるよう、点結びや線結びのトレーニングをすることも有効です。急がせず、ゆっくりていねいに書かせることも重要だといえます。

ワンポイントアドバイス　記録重視ならパソコンを活用

　漢字の練習のように文字を書くことそのものを目的とした活動ではなく、たとえば板書をノートに写すといった記録を目的とした活動であれば、直筆にこだわらず、パソコン入力でもよいという考え方もあります。子どもに過剰な負担をかけることなく、個々の得意不得意を踏まえた柔軟な対応が求められます。

| ADHD | 〇 | 自閉症スペクトラム | ー | 学習障害 | ◎ |

学習 書き　文字を正しく書く

文字を正確に書けない子どもには、ゆっくりていねいに書かせること、文字の構造をしっかり理解させることに重点をおいて指導します。

効果的なサポート例

1 ひとつの文字を**パーツに分けて**見せ、構造を理解させる

色を分けるなどして理解させる

2 文字の練習をするときは、**広いスペース**に大きく書かせる

3 手本は**ノートのすぐ横**に置き、自分の書いた字と見比べやすくする

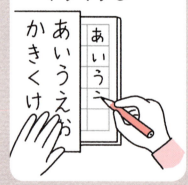

4 ゆっくり**ていねいに書く**ことに重点をおく

5 書き写すのが苦手な子には、**なぞり書き**をさせる

6 細部が間違った文字を見せて、**間違い探し**をさせる

7 間違えて覚えている子が目立ちやすいように、クラス全員で**一斉に書き順を唱え**ながら空書きをさせる

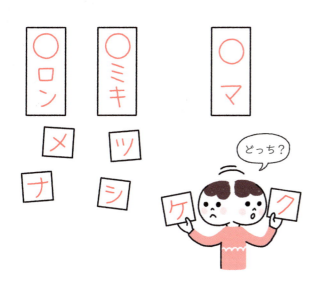

文字の細部に注目させる

文字が正しく書けない子には、文字の細部に注目するトレーニングが必要です。似た文字の中から正しい文字を選ぶ練習をして、似ている文字があることや、細部のどこが違うのかを理解させます。

「ゆっくりていねいに」を心がけて書かせる

　文字を書くには、目で文字を見て認知し、その意味を理解して、自分の手で再現するという機能を働かせなければなりません。これらのプロセスのどこかに不具合が生じることで、うまく書き写すことができなくなります。

　文字を正しく書けるようにするために、文字がどのような構造で成り立っているのか、パーツに分けて理解することも有効です。文字を一画ごとにパーツに分解して、それらを組み合わせることで文字ができ上がるということを理解させましょう。

　文字の構造がわかったら、書く練習をします。字を書く練習をするときは、できるだけ大きく書かせること、ゆっくりていねいに書かせることがポイントとなります。小さな字を書いていると、細部が間違っていても気づかないままになってしまいます。

　手本はノートのすぐ横に置き、自分の書いた文字と見比べられるようにします。手本を見ながら書いても間違える子には、なぞり書きをさせます。書き間違いが多い子には、間違った文字を見せて、どこが違っているか当てさせるクイズなどをするのも有効です。

ワンポイントアドバイス　反復練習では効果は出ない

　漢字の練習というと、ノートに何十回も書かせて覚えさせる方法がよいと思われがちですが、発達障害の子の場合、反復練習で効果は得られません。文字の構造理解の問題なのか、視覚や認知の問題なのかを見極め、原因に合わせた支援が必要です。本人の努力不足ではないので、ひどく叱らないようにしましょう。

| ADHD ○ | 自閉症スペクトラム ○ | 学習障害 ◎ |

学習 書き
自分の考えを文章にまとめる

文章は書き慣れることで、多少ハードルを下げることができます。パターン化された文をたくさんつくり、応用の幅を広げさせましょう。

効果的なサポート例

① 模範的な文章を読み、書写させる

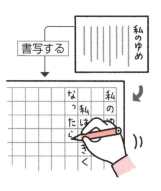

② 例文を提示し、主語や述語の部分を自分の言いたい語に入れ替える

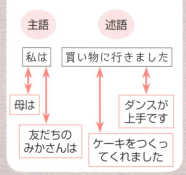

③ 「5W1H」を満たした形式の文をつくる練習をする

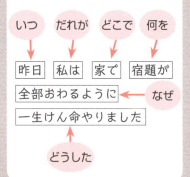

④ 子どもが口頭で述べたことを、先生が文章に起こす

⑤ 書きたいことが思いつかないケースでは、先生が質問を投げかけ、子どもが答えた内容をリストにする

⑥ 文章はつくれるが、字を書くことが苦手な子には、先生が下書きを手伝い、あとで本人に清書させる

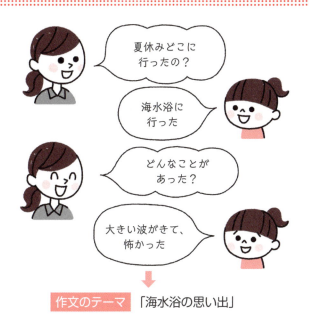

作文の下準備を手伝う

作文に何を書いたらよいか全く思いつかない子には、先生が質問を投げかけ、その答えから題材となるものを引き出します。材料がそろったら、書く順番を一緒に考えるなどしてサポートしましょう。

パターン化された文をたくさん書かせる

　発達障害児のなかに、作文が苦手という子は少なからずいます。書けない理由はまちまちで、書きたいことが思いつかない、書きたいことはあるけれど文章化できない、字を書くのが苦手といったことが考えられます。

　何を書けばよいかわからないケースでは、先生がテーマに沿った質問をして答えを導き出し、その内容を短冊に書き出したり、リストにしたりして、文章のモチーフとします。あとは、それらの順番を工夫して組み合わせることで、ひとつの文章ができ上がります。

　文をつくることが苦手なケースでは、基本的な文型の例文を提示し、主語、述語、修飾語などを適宜言いたいことに入れ替えて文をつくり替える練習をし、当面はそれでよしとします。さらに、「5W1H」を満たす文を書く練習をしていけば、整った文章を書くことができるようになります。

　文章は思い浮かんでいるものの、それを文字にして書くことにつまずくケースもあります。その場合は、本人が口頭で述べたことを先生が書き起こして下書きとし、それをもとに清書を自分で書かせるようにします。

ワンポイントアドバイス　手伝いすぎないことが肝心

　限られた時間内に作文の体裁を整えるためには、先生の全面的なサポートに頼らざるを得ないという子どももいるでしょう。しかし、できるところは少しでも多く子ども自身にやらせるようにして、本人が達成感をもてるようにすることが重要です。達成感を積み重ねていくことで、自信がもてるようになっていきます。

ADHD ◎ 自閉症スペクトラム ― 学習障害 ◎

学習算数

計算ミスをしない

算数でつまずく子は学習障害の可能性があります。数や量の概念が把握できない子どもには、数や量を可視化して理解を促します。

効果的なサポート例

1 スピードを重視せず、ゆっくり**落ち着いて**計算させる

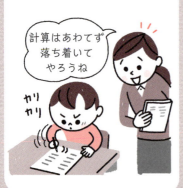

2 数字や記号を**大きく印字**したものを使う

3 数の概念を理解しやすくするために**ブロック**を使う

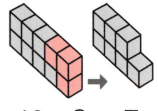

4 九九が覚えられない子は**九九表**を見ながら計算させる

5 計算用の**スペースを大きめにとる** ＜例＞ ノート1ページ分など

6 筆算のくり上がり、くり下がりの**数字が書き込める**計算用紙を使う

7 間違えたところはそのままにせず、**必ず復習**させる

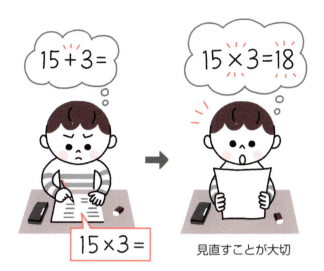

見直すことが大切

不注意のため記号を見間違えやすい

「＋」を「×」と見間違えたり、小数点を見落としたり、分母と分子を逆にして計算したりするケースもあります。間違いやすさの傾向を自覚させ、その部分はもう一度見直すなどの習慣づけが必要です。

ブロックやおはじきで数の概念を理解させる

　学習障害のなかには、小学校高学年になっても、1ケタの足し算・引き算をするのに、指を使わなければならない子どもがいます。数量の概念の理解が弱く、数どうしを足して増やしたり、数を引いて減らしたりする数量変化が頭のなかでできにくいのです。こうした子に、目の前にブロックやおはじきを見せながら、足したり引いたりすると、よく理解できるようになります。数量の変化を可視化することで理解が促されるのです。小学校低学年のうちは、こうして可視化させながら数量の変化を理解させることに努めましょう。

　また、短期記憶の弱さから、計算している途中で足し算だったか引き算だったか忘れてしまったり、注意力の弱さから、記号を見間違えてしまったりすることもあります。問題を見えやすい大きさで印字することや、計算のためのスペースを十分に与えること、落ち着いて解くよう指導することを重視します。速く解く練習は、ゆっくり解いてミスが生じなくなってから徐々に取り組みます。計算のやり方を忘れてしまいやすい子には、何度も教えてあげることで定着を図ります。

ワンポイントアドバイス　気軽に質問できる態勢づくりを

　算数が不得意な子は、計算中に何度もつまずき、そのつど先生に質問して解決を図らなければ先に進めません。授業中に一人の生徒に対応するには限界がありますから、放課後などを利用して、その子と一対一で向き合い、子どもが気軽に先生に質問できる雰囲気のなかで学習する機会を設けてあげるとよいでしょう。

| ADHD 〇 | 自閉症スペクトラム ー | 学習障害 ◎ |

目盛りを正しく読み取る

学習算数

算数が苦手な子のなかには、目盛りを読むことが苦手な子も少なくありません。経験を増やして目盛りの読み取りに慣れることが重要です。

効果的なサポート例

1 定規の**当て方、端の合わせ方**を指導する

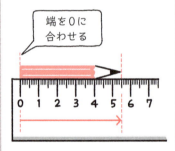

端を0に合わせる

2 数え間違えやすい子は、鉛筆の先などで**目盛りを追いながら**数えさせる

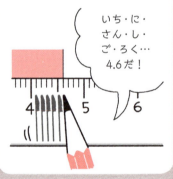

いち・に・さん・し・ご・ろく…4.6だ！

3 目盛りがいくつ刻みか、単位は何かを**計る前に確認**させる

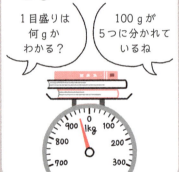

1目盛りは何gかわかる？

100gが5つに分かれているね

4 はかりでは針が振れるため、**針が止まってから**落ち着いて読むように指導する

5 目盛りを凝視するとき視線を定めることができない場合は、**ビジョントレーニング***が必要となる

6 目盛りを読む**経験を多く積み重ね**て慣れる

＊視機能（見る力）の問題を解決し、学習や生活の困難を改善するトレーニング

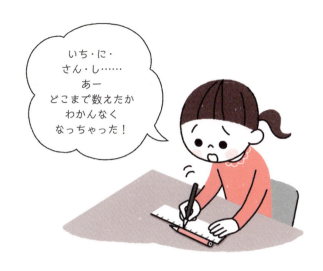

> いち・に・さん・し……あーどこまで数えたかわかんなくなっちゃった！

目盛りを目で追う集中力が必要

正しく測るためには、目盛りを目で追いながら数えるスキルが必要です。集中力がないと、数えている途中で目盛りから視線が離れてしまったり、数えている数字を途中で忘れてしまったりします。

目盛りを凝視しながら数えるスキルが必要

定規を当てて長さを測る、はかりにのせて物の重さを計るといったスキルは、算数だけでなく、理科の実験や家庭科の実習などでも必要になります。<u>定規の端を合わせてきちんと当てることが苦手だったり、はかりの針が振れている途中でいい加減に目盛りを読んでしまったりする子どもには、ゆっくり落ち着いて目盛りを読むよう指導します。</u>

目盛りを凝視するときに、視線をじっと定めることができない子どももいます。この場合は、視線をコントロールするビジョントレーニングを受けることが求められます。目盛りの数を正しくカウントすることが困難な子の場合、目盛りを鉛筆の先などでひとつずつ追いながらゆっくり数えさせるようにします。

また、目盛りがいくつ刻みで打たれているのかをきちんと理解しないまま読み取ってしまう子もいます。細かい目盛りがいくつおきに刻まれているのか確認してから、目盛りを読む習慣づけをしましょう。物の計測は経験を積むほど上手になります。家庭でのお手伝いなどでも、計測の機会をつくってもらえるように協力を求めます。

ワンポイントアドバイス　視機能の問題がないか確認する

細かい目盛りが読みにくい原因が、視力や視機能の問題にあるケースも考えられます。近くのものにピントを合わせにくい、視線が定まらないといった症状をもつ子については、視機能トレーニングをしてくれる施設で相談してみるとよいでしょう。専門的なトレーニングを受けることで症状が改善することもあります。

| ADHD | ー | 自閉症スペクトラム | ー | 学習障害 | ◎ |

学習 算数 空間図形を理解する

空間認知に弱さがあると、立体図形の理解につまずきます。パソコンのＣＧソフトなどを活用することで、理解を促すことができます。

効果的なサポート例

1 平面に描いた見取り図や展開図は、実物の**立体と照合**して理解させる

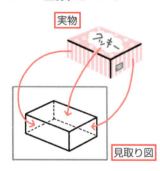

2 対応する辺や面を**色分け**して理解を促す

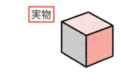
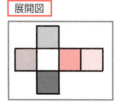

3 パソコンのＣＧソフトなどを使い、**立体をリアルに再現**して理解を促す

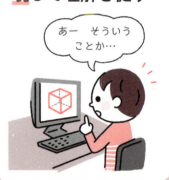

あー そういうことか…

4 平面に立体を描かせるときに、**頂点や隠れ線を描き入れて**サポートする

5 つみ木などを使って実際に自分で**立体をつくらせる**

6 **身近な物**を使って、立体の形を理解させる

例 お菓子の箱、トイレットペーパーの芯など

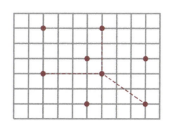

- - - 隠れ線
● 頂点

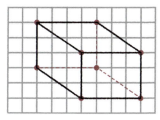

頂点を結ぶと立体図ができる

隠れ線を描いて立体図の理解を促す

立体の見取り図を描けない子には、頂点や隠れ線（破線）を書き入れることでサポートします。慣れないうちは頂点や隠れ線を多めに入れ、描き慣れてきたら少しずつ減らし、自分で描けるように導きます。

平面と立体を照合させて理解を深める

　発達障害がある子どものなかに、空間認知に弱さのある子がいます。平面に描かれた見取り図から立体を想像することができなかったり、立体を平面に描き表すことにつまずいたりします。また、立体を一方向から見たときに、見えない部分がどうなっているのかを想像することができない子もいます。視覚情報をもとに認知したり、想像したりすることにつまずきがあると考えられます。

　こうした子どもには、展開図を実際に組み立てたり、辺や面を照合させて理解させるようにします。また、照合させるときは、対応する辺どうし、面どうしに同じ色を塗って比べることで、理解を深めることができます。

　立体を平面に描くことが苦手な子には、方眼紙に立体の頂点や、隠れ線（破線）を描き入れたものを使わせ、頂点を結ぶことで立体図ができるよう支援します。パソコンのＣＧソフトなどの３Ｄ画像を使えば、ひとつの立体をいろいろな方向から見ることができたり、見えない部分を透けて見えるようにしたりすることができます。こうしたツールを最大限に活用することもすすめられます。

ワンポイントアドバイス　身近な物で立体を理解する

　お菓子の箱やトイレットペーパーの芯など、身近な物をいろいろな方向から観察したり、箱を開いて展開図にしたりすることで、立体図形の理解を深めさせましょう。また、つみ木やブロックを積み重ねていろいろな形をつくってみることで、立体の見えない部分がどうなっているのかがわかるようになってきます。

| ADHD 〇 | 自閉症スペクトラム 〇 | 学習障害 ◎ |

学習 算数 — 文章題を解く

問題文の内容を図に描いてみると理解しやすくなります。一人で解けない問題は、先生がサポートしながら解き方のアドバイスをします。

効果的なサポート例

1 問題文の理解が難しいケースでは、内容を**わかりやすく説明**する

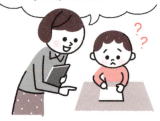

2 問題文の**内容を図に示し**ながら理解を促す

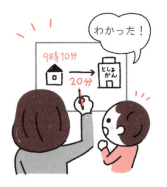

3 ポイントとなる数字や語句に**アンダーライン**を引いて着目させる

> ① クッキーが100まい あります。みんなで 30まい たべました。 のこりは なんまい ですか。

4 一人で解くのが難しい子には、**ヒント**を与える

5 ヒントを与えてもわからない子には、**手本に1問解いてみせ**、2問目以降を自力で解かせる

6 同じパターンの文章題を**複数解かせて**、解き方を覚えさせる

つまずきの原因を見極める

つまずきの原因が問題文の理解なのか、式の立て方なのか、計算なのかによって支援の方法は異なります。子どものつまずきをよく見極め、必要な部分のみ支援し、あとは自力でやらせるようにします。

ヒントを与えて解答へと導く

文章を読むことが苦手な子に対しては、問題文を読み上げるなどして支援します。問題文の内容が理解できていないのか、式の立て方がわからないのか、つまずいている部分がどこかを明確にしたうえで、その部分をサポートしましょう。

問題文が理解できない場合は、内容を図に描いて見せて理解を促します。式の立て方がわからないケースでは、問題文に出てくる数字にアンダーラインを引いたり、答えがどんな単位になるのかに気づかせたりすることで、ヒントを与えます。「合わせて」「全部で」「違いは」「残りは」といったキーワードがヒントになることもあります。ヒントだけでは解けない子どもには、手本として、ひとつ式を立てて見せ、もうひとつの式、あるいは次の問題は自力で解かせてみましょう。

<u>文章題を解くには、想像力が必要となるため、想像することが苦手な子どもには高いハードルとなります。</u>同じパターンの問題をいくつも解いていくことで、解き方を習得させましょう。簡単な基本問題からはじめ、少しずつステップアップさせて、応用問題にチャレンジさせます。

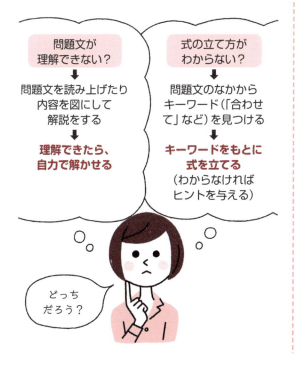

ワンポイントアドバイス　文章を読解することにつまずく

文章題が解けない背景に、問題文の理解ができていないことがあげられます。出題者が何を問うているのか、数字がわかっているものは何なのかといったことを正確に把握していないと問題は解けません。問題文に書かれた状況を想像したり、それを図に描いたりすることができるようになる力が求められます。

| ADHD 〇 | 自閉症スペクトラム 〇 | 学習障害 ◎ |

学習算数：分数・小数を理解する

数量の概念が弱い子は、分数・小数の理解ではさらにつまずきます。数直線やピザの切り分けなどの図を用いて、可視化しながら教えます。

効果的なサポート例

1 小数は**数直線**を使い、整数より小さいことを視覚的に理解させる

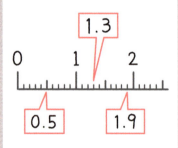

2 分数はピザやホールケーキを**切り分ける図**を描き、視覚的に理解させる

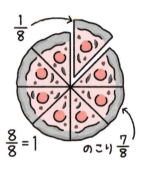

3 小数点以下に気づきにくい子のために、**小数点に色をつけて**目立たせる

問題
① 3.8 + 1.2 =
② 9.9 − 7.5 =
③ 2.4 + 8.3 =

4 計算の途中で小数点をつけ忘れてしまう子のために、小数点が印字された**筆算用のプリント**を用意する

5 中学校の数学では、割り算はなくなり分数で計算することになるので、**分数の習得**をしっかりさせておく

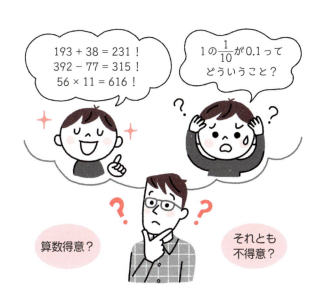

計算が得意でも数量概念が乏しいことも

計算が得意でスラスラ暗算で解いてしまうような子どもに、分数の概念を質問すると首をかしげてしまうことがあります。数字の操作の巧みさと、数量の概念は別であることに留意する必要があります。

小数、分数に苦手意識をもたせない

　数量の概念の理解に困難を抱えている子どもは、整数以上に小数、分数の計算でつまずきます。概念がわかりにくい子どもにとって、目で見える形で理解させることが最も有効だといえます。小数は、数直線を見せながら整数よりも小さい刻みであることを理解させ、分数はピザやホールケーキを何人分かに切り分ける図を示して理解を促します。

　注意力に弱さのある子どもの場合、小数点を見落として、計算間違いをしてしまうことがあります。小数点に色をつけるなどして、目立たせる工夫も必要です。分数では割られる数と割る数のどちらが分母、どちらが分子になるのか、混乱してわからなくなってしまう子もいます。練習問題を数多く解きながら、定着を図ることが重要です。

　自閉症スペクトラムのある子のなかには計算を非常に得意とする子もいますが、こうした子でも数量の概念は理解していないことがあります。数量の概念がともなっていないと、分数や中学に入ってから取り組む負の数の理解でつまずきやすくなるため、ときどき数量の理解の確認を行うことも大切です。

ワンポイントアドバイス　小学校で分数の習得を確実に

　中学校に上がってから学ぶ数学では、割り算はほとんど出てきません。すべて分数で表されるため、分数の計算が定着していないと、中学でもつまずくことになります。通分や約分など、分数特有の計算方法はしっかり身につけさせるよう、単元の学習が終わったあとも、ときどき復習させて計算スキルの定着を図りましょう。

ADHD ◎　自閉症スペクトラム ◯　学習障害 ◯

運動の不得意さへの対応

学習実技

ボディイメージの弱さ、協調運動の弱さによる運動の不得意さは、克服させようとするのではなく、到達目標を下げて取り組ませます。

効果的なサポート例

① できないことを「やる気がない」などとせめない

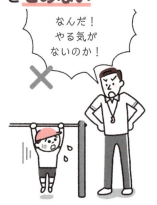

なんだ！やる気がないのか！

② 特訓させて、苦手を克服させようとしない

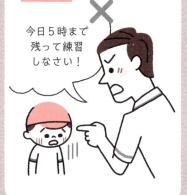

今日5時まで残って練習しなさい！

③ 子どもに合わせて到達目標を下げて取り組ませる

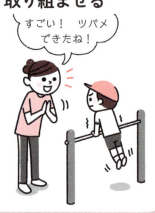

すごい！ツバメできたね！

④ 小さなことでも、できたら**おおいにほめる**

⑤ ボディイメージを高めるために、**固定遊具を使った外あそびをさせる**

⑥ 動きをまねるのが苦手な子には、**動作を細分化**して少しずつ教える

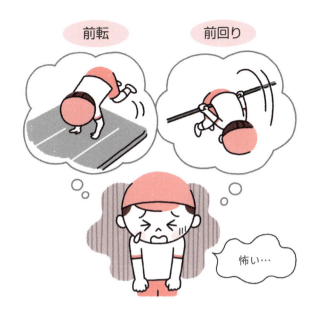

怖さを感じていることを理解する

前転や鉄棒の前回りなどで体が回転することに強い恐怖や不安を感じる子もいます。「だれでもできること」と決めつけないで、子どもが感じる不安や恐怖を受け止める配慮も必要です。

「やる気がない」という誤解を受けやすい

　発達障害の子どものなかに、発達性協調運動障害をもち併せている子がいます。こうした子どもは手足の協調運動がうまくいかないため、体の動きがスムーズでなく、鉄棒やマット運動が苦手で、ボールを捕ったり投げたりする動作もうまくできません。本人なりにがんばって取り組んでいても、先生に「やる気がない」と受け取られやすく、ますます意欲を失ってしまうという悪循環に陥りがちです。できないなりにがんばっていることを認め、評価してあげることが重要です。

　また、ほかの子どもと同じ目標を強いるのではなく、子どもに見合った到達目標を設定し、それができたらほめることも大切です。

　こうした子どもは、動作の模倣も不得意なことがあります。運動会などで演じるダンスなども、指導者の動きをまねながら体得することができず、ふりがなかなか覚えられないといった問題が起こりがちです。個別に動作を細分化して少しずつ教えたり、どうしてもできない動きは別の動作に置き換えたりして対応しましょう。本人が苦痛を感じ、ダンスや運動がいやになってしまわないように工夫します。

ワンポイントアドバイス　苦手な領域に執着しない

　運動が苦手な子どもに「運動でがんばれ」というのは酷な話です。だれでも得意不得意はあり、運動でよい成果をあげられなくても、得意な分野で活躍できればよいと考えるようにします。子どもにもそう考えさせましょう。劣等感をもたせないことで、本人にも自信がつき、学校生活も楽しめるようになります。

| ADHD | 自閉症スペクトラム | 学習障害 |

学習実技 手先の不器用さへの対応

発達性協調運動障害では、手先の不器用さが目立つケースもあります。指先の感覚を養うあそびに親しませてみましょう。

効果的なサポート例

1 ハサミや定規などの道具は**使いやすいもの**を用意する

●指で押さえやすい定規（幅広／短め）
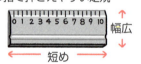

●弱い力でも切れるスプリングはさみ
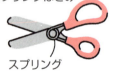

2 図画工作などで、思い通りに製作が進まない子には、**部分的に手伝う**

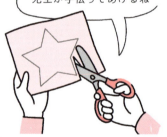
「切り抜くところだけ先生が手伝ってあげるね」

3 楽器演奏でつまずく子には、**課題を細分化**して練習させる

鍵盤ハーモニカの練習
息を吹く練習
＋
運指の練習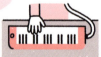

4 手本を見せるときは左右反転させてしまうことを避けるため向かい合うのではなく**横に並んで**見せる

5 **指先を使うあそび**を活動に取り入れる

例 ひも通しや折り紙、あやとりなど

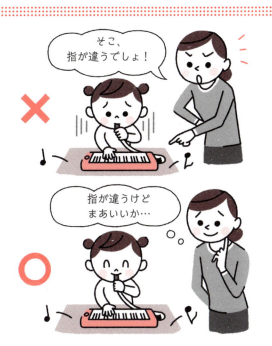

活動を楽しめるような配慮を

不器用さを克服させる指導ではなく、不器用でも活動を楽しめるような指導が大切です。目標値を下げて練習はほどほどにし、製作や演奏という、活動そのものの楽しみを味わわせましょう。

負担を減らして楽しく取り組めるように

手先が極端に不器用で、指先を使う活動につまずく子もいます。ハサミや定規など、学習でよく使う道具は正しく扱えるよう、個別指導も交えながら指導しましょう。このほか、図画工作などの製作活動や、音楽の楽器演奏などでもつまずきやすくなります。製作活動では、先生が部分的に手伝うなどして支援しましょう。手先が不器用だと、製作がなかなか思うように進まず、取り組む意欲も失われていきます。やる気を保たせるためにも、適度なサポートを行うことが有効です。

鍵盤ハーモニカなどの演奏では、息を吹きながら指を動かして鍵盤を操作しなければならず、慣れない子どもにとっては負担の重い動作となります。たとえば、鍵盤にドレミを書いて、音階の位置を覚える負担を減らしたり、運指の細かいルールは問わないことにしたりして、演奏を楽しめるように配慮します。

手先の器用さが求められる活動も、手先が器用でなくても取り組めるように工夫することが大切です。「上手にさせる」ことよりも、子どもが活動を「楽しめる」ことを目指した支援のしかたが求められます。

| ワンポイントアドバイス | 伝統的なあそびを取り入れる |

折り紙やあやとりなどの昔あそびには、指先を動かすスキルを必要とするものが数多くあります。活動のなかに、こうしたあそびを取り入れてみるのもよいでしょう。折り紙やあやとりは簡単なものからはじめて、最初に完成したときはおおいにほめます。ほめられて自信がつくと、楽しんで取り組めるようになります。

| ADHD ◎ | 自閉症スペクトラム ― | 学習障害 ○ |

学習実技

手順に従って製作活動を行う

手順が理解できない、手順を忘れてしまう、どこまで進めたかわからなくなるなど、つまずきの違いに応じた対策を講じます。

効果的なサポート例

1 口頭では理解できない場合は、**手順表の提示や、コピーを配布**する

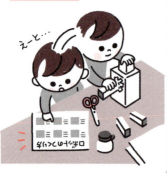

2 ことばや文章では理解できない場合は、**図やイラスト入りの手順表**をつくる

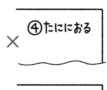

3 手順表の項目には必ず**番号**をふってわかりやすくする

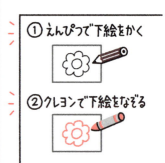

4 やり方がわかりにくい部分は、先生が**実際にやって見せる**

5 完成図や完成品の写真などを**見本として掲示**する

6 全項目が1枚の紙に列挙されている形式の手順表が理解しにくい場合は、**1項目1枚のカード式**にする

7 やり終えた項目に**チェック**を入れられるようにする

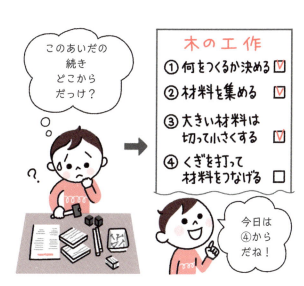

手順表にチェックボックスを付ける

作業進度が自分で確認できるように、手順表の項目にチェックボックスを付けましょう。その工程が終わったら自分でチェックを入れることで、全体のどこまで進められたか確認できるようになります。

手順を確認しながら作業を進められるように

　図工の作品などを製作するときには、手順に従って工程を進め、完成品に仕上げます。しかし、説明された手順を理解していなかったり、忘れてしまったりすると、製作活動が進められなくなります。製作が進んでいないようすが見受けられたとき、その原因がどこにあるのかを把握する必要があります。

　手順をよく理解していない子のためには、個別にそれぞれの手順について説明し、理解を促す必要があります。口頭の説明ではわかりにくいことがあるので、先生が実際にやって見せることが有効です。また、忘れっぽい子は最初に聞いた手順を忘れてしまうため、黒板に大きく張り出したり、一人一人にコピーを配布したりして、いつでも手順が確認できるようにしましょう。

　どこまで進めたか把握し、完成までの見通しをもたせることも重要です。手順表にはチェックボックスを付けて、各自がやり終えた項目にチェックマークを入れられるようにするとよいでしょう。どこまで進められたか確認できることで、完成に向けた作業の時間配分なども考えることができるようになります。

ワンポイントアドバイス　めくり式のカードで手順を確認

　項目を順に目で追いながら作業することが苦手な子の場合、1枚の紙に全項目を載せた手順表では読みにくく、手順を間違えやすくなります。その場合は、カード1枚につき1項目のみ手順を記したものを用意します。ひとつの作業が終わったらカードをめくり、次の項目に進むというようにすると混乱なく進められます。

| ADHD ◎ | 自閉症スペクトラム ○ | 学習障害 ◎ |

学習全般 授業のペースについていく

資料の指示された箇所を見る、板書をノートに書き写すといった基本的な学習スキルでつまずく子には、こまめに支援する必要があります。

効果的なサポート例

1 指示した箇所にすぐに着目できない子には、**個別に声をかけ**サポートする

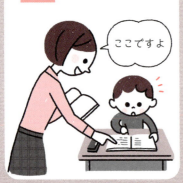
「ここですよ」

2 ページ数を指示するときなど、**実際にそのページを開いて見せる**

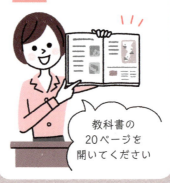
「教科書の20ページを開いてください」

3 板書の書写が追いつかない子には、**負担を減らす**

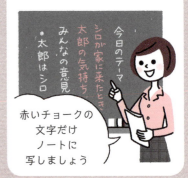
「赤いチョークの文字だけノートに写しましょう」

例：色で書いた語句だけ書き写せばよいなど

4 書き込み式のプリントを配布し、**ノートを使わない**

5 書写に時間のかかる子のために、授業後**しばらく板書を消さず**に残しておく

6 授業の途中で、**わからないところがないか確認**する

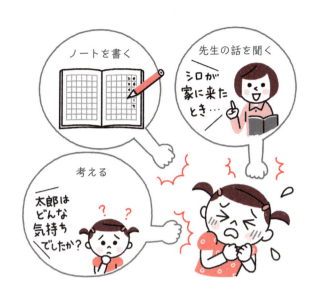

同時に2つ以上のことをさせない

発達障害のある子は複数の動作の同時進行が苦手なため、ノートを書きながら先生の話を聞いて理解することが困難です。授業中は聞くほうに集中させ、ノートは別に書かせるなどの配慮が必要です。

気になる子の机を授業中に見て回る

　教科書の何ページのどこを見るか、着目すべき箇所がなかなか見つからない子どもがいます。ページを探すのに時間がかかり、先生の説明が聞けないまま終わってしまうケースもあります。教科書や資料集の部分に注目させるときは、口頭でページ数を言うだけでなく、実際にそのページを開いて子どものほうに見せ、そのページのどの図に注目するのか、指し示すようにします。すぐに見つからない子には、個別に支援しましょう。

　板書をノートに写すのに時間がかかる子もいます。板書全部を書き写させるのではなく、重要語句は色を変えて書き、それだけ写せばよいことにしましょう。板書を写真に撮って、授業後に渡すなどの配慮も必要です。

　教科書を開いたりノートを写したりするのが遅い子は、授業のペースについていけず、理解度も低下します。気になる子の机はたびたび見回るようにし、授業についてきているかどうか確認しましょう。また、授業の途中で、わからないところがないか、ときどき質問を投げかけ、理解していることを確認してから次に進めるようにします。

ワンポイントアドバイス　字を書く負担を減らす

　文字を書くことが苦手な子にとっては、板書を写すのは至難の業です。ノートを書くだけで授業時間が終わってしまい、先生の話を全く聞いていなかったということも起こり得ます。書きながら聞くということは難しいので、授業用のプリントなどを作成して書く負担を減らし、先生の話を聞くほうに集中させましょう。

| ADHD ◎ | 自閉症スペクトラム ◎ | 学習障害 ー |

学習全般
実験や実習に参加する

班単位で行う実験や実習に参加し、班員とコミュニケーションをとりながら役割を担うことが求められます。孤立させないように配慮しましょう。

効果的なサポート例

1 子どもがなじめるメンバーになるよう**班員構成に配慮**する

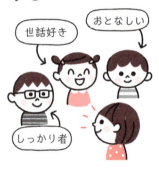

2 「戦力外」にならないよう、**得意なことや担えそうな役割**を任せる

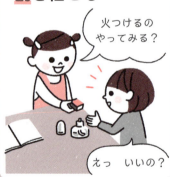

3 火や刃物を扱う実習では、より**注意深く見守る**

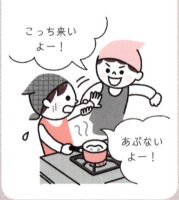

4 衝突しやすい相手を**同じ班に入れない**よう配慮する

5 班のなかで孤立していないか確認し、うまくいっていなければ**先生が介入**する

6 ほかの子どもの役割にまで、**手を出さないよう指導**する

7 振り返りの場面では、お互いの仕事ぶりを**ほめ合う機会**をつくる

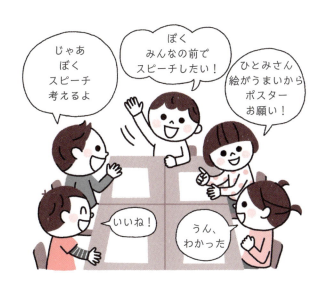

役割を担えるような配慮を

班で実験や発表を行うときに、発達障害の子が「見ているだけ」「いるだけ」になってしまわないよう配慮します。できることや得意なことで班員の一人として役割を果たさせ、達成感を味わわせます。

班の一員として得意分野で役割を担う

学校では、理科の実験や家庭科の実習、調べ学習などで、ほかの子どもと協力しながら活動に取り組む機会があります。発達障害のある子のなかには、こうしたグループ学習でつまずくことがあります。人と合わせることができなかったり、衝動的な行動をしてしまったりして、和を乱してしまう傾向があります。

まず、班のメンバー構成に配慮します。一緒にいるとふざけ合ってしまう子、衝突しやすい子などは、同じ班に入れないようにします。また、人づきあいの苦手な子には、比較的親しい子を同じ班に入れるようにします。

ときに、面倒見のよい子が発達障害のある子の役割までも担ってしまうことがあります。発達障害のある子も役割が担えるよう、先生が声をかけながらサポートしましょう。たとえば、スピーチは苦手だけれど、ポスターづくりが得意なのであれば、ポスターのほうで力を発揮させ、スピーチは別の子に担当してもらいます。活躍の場があることで、発達障害のある子も自信をもつことができ、班活動の一員であるという自覚や責任を芽生えさせることにつながります。

ワンポイントアドバイス 刃物や火を扱うときは要注意

家庭科の調理実習などでは、落ち着きがなく、衝動性の高い子の態度にはとくに注意が必要です。うっかりミスが原因で、やけどやけがをしてしまうこともあります。同じ班に、見守り役となるようなしっかり者に入ってもらい、注視してもらいながら、先生も目を離さないように気をつけます。

| ADHD ◎ | 自閉症スペクトラム − | 学習障害 ○ |

学習全般　覚えたことを定着させる

短期記憶の弱さから、覚えたことをすぐに忘れてしまう子がいます。定期的に記憶を確認させることで、知識の定着を図ります。

効果的なサポート例

❶ 一度にたくさん覚えさせるよりも、**回数を分けて少しずつ**覚えさせる

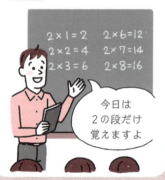

❷ **優先順位**をつけて、覚える順序を決めておく

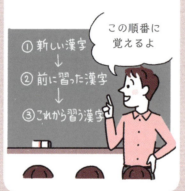

❸ 小テストの実施など、覚えた知識を**定期的に確認**する

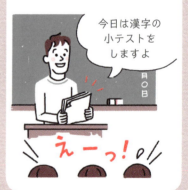

❹ 聞いて覚えさせるよりも、**視覚優先**で見て覚えさせる

❺ 忘れてしまったとき、**すぐに確認できるもの**を常に手元に用意しておく

　例　九九表、漢字表など

❻ 製作の手順表、クラスのルール、宿題の提出締切日などは、いつでも確認できるよう**壁に掲示**しておく

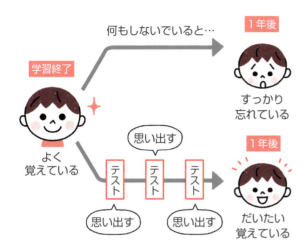

覚えているかをこまめにチェックする

苦手な教科ではとくに記憶の定着が悪くなりがちです。ひとつの単元の学習が終わったあとも、少し間を置いてから振り返りテストをときどきします。何度も思い出させることで、記憶が定着しやすくなります。

量を少なくし優先順位をつけて覚える

　記憶力の弱さから、一度覚えたことをすぐに忘れてしまう子、記憶した知識がなかなか定着しない子がいます。記憶力には個人差があるため、クラス全員が同じように一斉に覚えることはできません。一人一人の能力に合わせた支援が必要です。なかなか覚えられない子には、一度に覚える量を少なめにしたり、耳で聞くよりも目で見るほうが記憶しやすいため、覚えることを視覚情報にして覚えさせるといった配慮が求められます。また、重要な事柄から優先的に覚える、覚えやすいものから先に覚えるといった工夫も必要です。

　記憶力に弱さのある子どもは、一度覚えたことをすぐに忘れてしまいやすい傾向もあります。知識の定着を図るため、たびたび記憶を頭の引き出しから引っ張り出してあげる必要があります。小テストなどを定期的に行い、知識をコンスタントに使うことで、定着させることができます。また、忘れてしまったことに気づいたときは、その場ですぐに確認させ、記憶を呼び起こすようにします。この確認作業を行うことで、記憶をより確かなものにすることができるのです。

ワンポイントアドバイス　頻繁に確認することで覚える

　一度理解し覚えたことも、5日、1週間と経ってしまうと、記憶が薄らいでしまうものです。覚えた直後には頻繁に確認（復習）させましょう。たとえば、今日の授業で学んだことは、今日の宿題に出し、その後もしばらくは、2～3日おきに宿題にします。同じ問題を何度も繰り返し解くことで、知識が定着します。

| ADHD ◎ | 自閉症スペクトラム ○ | 学習障害 ○ |

学習全般 課題や宿題を提出する

宿題が難しくてできない、やり忘れてしまう、家に置いてきてしまうなど、つまずく部分によって支援のしかたも変わってきます。

効果的なサポート例

❶ 宿題提出用の箱を先生の机に置き、**朝一番に出す習慣づけ**をさせる

❷ 先生の確認のもと、宿題に関するものを**平ゴムで束ねて**持ち帰らせる

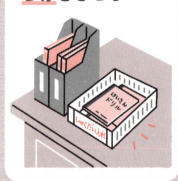

宿題まとめて入れた？
はい いま入れています

❸ 宿題を保護者に知らせ、子どもに**声をかけてもらう**

今日、計算ドリルの宿題2ページ出しました
わかりました

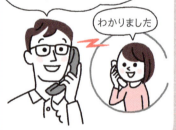

例 「宿題あるでしょ」など

❹ 課題や宿題の量を減らしたり、内容レベルを変えるなど子どもの**学力に合わせて調整**する

❺ 課題や宿題を提出できたら、**ごほうびシール**をあげる

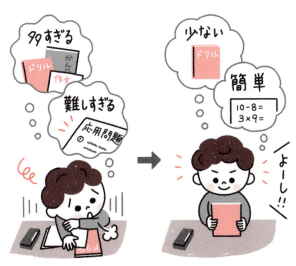

やる気が起きない　　やる気が出る

宿題の量や難しさへの対応も必要

宿題が難しすぎたり量が多すぎたりするケースでは、内容を簡単にしたり量を減らしたりといった個別対応が必要です。こなせる見込みのある課題を与え、本人に達成感を味わわせることが大切です。

家庭と連携を図り忘れない工夫をする

　宿題が提出できない背景には、宿題を持ち帰ったり、持ってきたりするのを忘れてしまう、宿題が難しすぎたり量が多すぎたりしてこなしきれないといった問題があります。

　ADHDのある子の場合は短期記憶の弱さがあり、うっかり忘れてしまうことがよくあります。宿題をやって学校に持ってきているのに、提出し忘れてしまう子もいます。学校と家庭で連携し、忘れないための支援をしましょう。宿題を持ち帰らせるために、子どもが宿題をランドセルに入れたことを確認するとともに、家庭では、宿題があることを子どもに認識させて取り組ませ、済んだ宿題をランドセルに入れるところまで確認してもらいます。

　宿題のレベルや量が子どもの能力に見合わないケースでは、個別に対応します。基礎問題だけにする、量を少なめにするなど、到達目標を下げることで子どもが自分の力で宿題をこなすことができるようになります。宿題をきちんとやってきたら、ごほうびシールをあげるなど、目に見える形で評価しましょう。自信がつくとともに、モチベーションのアップにもつながります。

ワンポイントアドバイス　**宿題に取り組む環境整備も**

　家庭で落ち着いて宿題に取り組むことができず、やらずじまいになってしまうケースもあります。ADHDのある子は、周りの雑音や誘惑に影響されやすいため、静かな部屋で一人で机に向かわせるよう家庭にも協力してもらいましょう。宿題をやり終えたらおおいにほめてあげることも、保護者にお願いしておきます。

column 「インクルーシブ教育」とは何か

すべての子どもが同じ教室で勉強する

「インクルーシブ教育」とは何でしょうか？ インクルーシブ教育を早くから取り入れている、カナダとアメリカでの定義をインターネットで検索して調べてみました。

カナダのNPO団体InclusionBCのホームページには、このように書いてあります。「インクルーシブ教育とは、すべての生徒が子どもの地元の年齢相当の普通の学級（regular classes）に迎え入れられて通学し、学校生活の活動すべてを学習し、参加貢献するということです」。

もうひとつ、アメリカの「PBS Parents」というホームページには、「インクルーシブ教育は、障害のない子どもと障害のある子どもが、同一のクラスに出席し学ぶところに成立します」と明解に書かれています。こうした定義からも明らかなように、端的に言ってしまえば、インクルーシブ教育とは「地域のすべての子どもが同じ教室で勉強する」ということです。

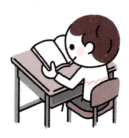

日本の特別支援教育とインクルーシブ教育

では、日本の特別支援学級や特別支援学校に通うことは、インクルーシブ教育といってよいのでしょうか？

文部科学省のホームページには、次のように書かれています。「インクルーシブ教育システムとは（中略）障害のある者がgeneral education system（仮訳：教育制度一般）から排除されないこと（後略）」とあります。また、「インクルーシブ教育においては、同じ場でともに学ぶことを追求するとともに、個別の教育的ニーズのある幼児児童生徒に対して（中略）多様で柔軟なしくみを整備することが重要である。小中学校における通常学級、通級による指導、特別支援学級、特別支援学校といった連続性のある多様な場を用意しておくことが重要である」とあります。

あくまで「例外的に、通常学級以外の場での教育を認める」アメリカやカナダのインクルーシブ教育と、日本とは明らかに大きな相違があります。また、アメリカのホームページの定義に従えば、通常学級と特別支援学校に「別れて」教育を受けるところには、そもそもインクルーシブ教育は成立しないことになります。

インクルーシブ教育とは何なのか、よく考えてみる必要がありそうです。

5章

生涯を通じた支援のために

発達障害があっても、子どもは進学、就職と人生のステップを踏んでいきます。環境が変わっても支援の継続が必要ですが、本人が障害特性を認識し、自己コントロールできるようになることも求められます。

幼稚園選び・学校選びのポイント

支援

多様な価値観を認める園・学校へ

　発達障害のある子どもに、どのような園や学校が向いているかということは一概にはいえません。しかし、園生活や学校生活で、特別な配慮が必要になることを考えれば、規律が厳しい学校、高い学力が求められる進学校や「お受験」を目指す幼稚園などは、あまりふさわしいとはいえないでしょう。

　そのような環境では、発達障害のある子どもの負担は重くなり、強いストレスを受けることになります。授業進度の速い学習環境や、高い規律性が求められる環境よりも、多様な個性を受け入れ、認めてくれるような環境がなじみやすいでしょう。

　また、入園後や入学後に、園や学校になじめないと感じたら、転園・転校するという選択肢も残しておくことが望ましいといえます。

子どもを学力や規律性で評価したり、"受験一色"で突き進む学校だと…

周りの子どもたちに追いつかず劣等感をもってしまうことも

個性を受け入れ、さまざまな価値観を認めてくれる環境が望ましい

園・学校は必ず見学する

　保育園、幼稚園、学校は、子どもが入園、就学後に1日の生活のうちの一定時間を過ごす場所です。園選び、学校選びにあたっては、候補となる園や学校を見学することが大切です。

　最近はインターネットで必要な情報を入手することはできますが、ホームページに載っている写真や文章だけでは伝わってこない、園や学校の独特の雰囲気というものがあります。それは実際に足を運んでみなければわかりません。できるだけ複数の園・学校を見学して比較し、一番よいと感じたところを選ぶようにしましょう。

園長先生・校長先生に会う

　見学に行った際には、園長先生や校長先生に会って、園や学校の教育方針、発達障害への理解や受け入れ体制について確認しましょう。2007年より、学校教育法で定められた「特別支援教育」の体制が整い、最近は発達障害のある子への配慮がある園や学校が増えていますが、学校格差や地域格差があることは否めません。

　園や学校のトップリーダーが「しっかり指導しますよ」と言ってくれれば、安心して子どもを預けることができるものです。子どもに直接会ってもらうことは、理解や認識を深めてもらうことにもつながります。

入園や就学にあたり、どのような環境が子どもに適しているのかを判断する場合は、子どもと一緒に複数の園や学校を見学しましょう。親がどうしたいかではなく、子ども自身の意見を尊重することが大切です。

発達障害のある子の就学先

小学校の通常の学級に在籍	1クラス（児童40名まで、1年生のみ35名）に対し、担任教諭1名が配置されている。教科などにより、少人数指導や習熟度別指導などを行うケースもある。特別支援教育支援員（障害のある子どもの介助や学習支援を行うサポーター）が配置されることもある
小学校の通常の学級に在籍し、通級指導教室に通う	通常の学級に在籍し、ほとんどの授業は通常の学級で受けるが、障害の状態に応じた特別な指導（ソーシャルスキルトレーニングなど）を週1〜8単位時間、特別な指導を行う場で受ける
小学校に併設されている特別支援学級に在籍	1クラスが少人数で構成され、担任教諭も複数配置されている。知的な発達の遅れがある児童などを対象に、一人一人に応じた指導法が工夫されている
特別支援学校に在籍	1クラスが少人数で構成され、担任教諭も複数配置されている。主に、知的発達の遅れがあり、社会生活への適応が困難な児童を対象とし、専門性の高い教育を行う学校。学習面だけでなく、生活面においても特別な配慮・工夫がなされている

子どもの意見を尊重する

園選び・学校選びで最も重要なことは、子ども本人が行きたいと思う園・学校であるということです。見学したうえで、子どもが気に入ったところがあれば、その園・学校を選びましょう。

親が行かせたいと思う園・学校と子どもの意見が異なる場合は、よく話し合って決めます。子どもとは、入園後や入学後に子どもが困らないか、居心地よく過ごせるかといった点に重きをおいて意見を交換しましょう。子ども自身が納得したうえで通うことが大切であり、親の考えの押しつけにならないように留意します。

「通いやすさ」も重要なポイント

意外と見落としがちなのが、「通いやすさ」です。風雨の強い日も、猛暑の日も通うところですから、家から近く、通いやすいことは重要な条件となります。

特別支援教育に熱心な先生がいるなど、魅力的な園や学校であっても、家から遠く、交通機関を使わなければならないようなところは、あまりおすすめできません。

通園・通学の負担が大きくなれば、登園・登校がおっくうになるおそれがあります。また、園や学校から連絡があったときに親がすぐに駆けつけられる距離であれば、子どもも安心して過ごせます。

| 支援 | 就学を支援する |

就学までの流れ

4～6月ごろ 就学までのスケジュールを把握する

就学までにどのようなプロセスを踏むか、おおまかなスケジュールを理解しておく。地域で選択できる学校を調べておき、ホームページの情報などをもとに、それぞれの教育方針や特徴を知っておくとよい

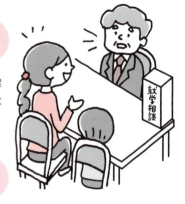

7～9月ごろ 就学相談、学校見学を行う

市区町村の教育委員会（就学支援委員会）が実施する「就学相談」を受ける。障害の状況などに応じて、どのような就学の選択肢があるかアドバイスがもらえる。また、各学校が学校公開日を設けているので、そのような機会を利用して見学に行く

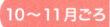

10～11月ごろ 学校説明会、就学時健診を経て、学校を選択する

学校説明会は学校公開日と併せて行う学校が多い。就学時健診は学区内の小学校で行われ、簡単な健康診断と知能検査、面接などが実施される。学校選択制を採用している自治体では、この時期に、保護者が希望する小学校を教育委員会に申請する

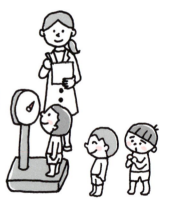

12～1月ごろ 就学通知が届く

保護者は就学通知の内容を確認して、署名し、返信する。通知結果が希望と合わなかった場合は、就学相談を継続しながら、調整をしていく

4月 入学

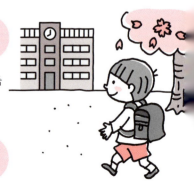

発達障害のある子どもの生活の場が幼稚園や保育園から小学校へと変わると、それまで受けていた支援が途切れてしまう可能性があります。園や学校に働きかけて、支援の"引き継ぎ"をお願いしましょう。

園の先生に相談する

　就学にあたり、どのような小学校を選ぶべきか、また、園で受けていた支援を入学後にも引き続き受けるにはどうしたらよいのかといった問題については、通園している幼稚園や保育園の先生に相談するとよいでしょう。幼稚園や保育園の先生は、過去に卒園していった発達障害のある子どもが、どのような学校環境であればなじむことができたかなどといった情報ももっています。

　また、近隣の小学校であれば、入学前に、学校の先生と連絡をとって、子どもに関する支援のしかたなどについて情報を伝達しておいてもらうことも可能です。

広がる就学支援体制

　各都道府県では、発達障害のある子どもの就学に合わせ、「引き継ぎ会」や「連絡会」などの取り組みが行われています。

　在園時の子どものようすや提供してきた支援について、幼稚園や保育園の担任の先生が就学支援シートに記入して小学校の担当者に送付したり、園と小学校の担当者が個別の子どもについて話し合いを行います。

　こうした引き継ぎのしくみは、親の同意・協力がなければ機能することができません。そのため、保護者はあらかじめ、こうした制度があることをよく理解しておく必要があります。

就学相談を活用する

　近隣に発達障害のある子どもを受け入れてくれる学校があるのか、学校でどのような支援を受けられるのかといった疑問があるときは、市区町村の教育委員会が行う「就学相談」を受けることができます。

　就学相談では、相談員が面談を行い、希望の就学先を聞いて必要な情報を提供したり、子どもの発達検査や行動観察を行ったりします。

　そのうえで、医師や小学校の校長、心理相談員、特別支援学校の先生などで構成される就学支援委員会で、就学先や必要な支援などについて助言をもらうことができます。

就学先の変更

　十分に考慮し、検討して選んだ学校であっても、入学後に子どもがその学校環境に適応しないという事態は起こりえます。

　また、入学直後に限らず、その後の学校生活のなかで、子どもの状態や学校環境が変化することは考えられます。そのため、選択した学校が子どもにとって適切な就学先ではなくなる可能性があるということも、気にとどめておきましょう。

　その場合は、就学先の変更も検討します。このようなときのために、就学後も、教育委員会に相談する機会を継続して設けてもらうことが求められます。

| 支援 | 学校で受けられる支援 |

学校によって異なる支援の手厚さ

　通常学級か特別支援学級か、また、通常学級に通いながら通級指導教室にも並行して通うのか通わないのか。どの指導形態を選ぶかによって、受けられる支援の種類や手厚さは変わってきます。子どもの特性をよく見極めたうえで、必要な支援を適切に受けられる形態を選ぶべきです。

　たとえば、通常学級にいて、学習面の問題はないけれど、生活面に課題があるという場合は、週1回だけ通級指導教室に通うといったパターンも考えられます。通級指導教室の支援では不十分な場合は、特別支援学級に在籍するという選択肢が考えられます。

通常学級でも個別の支援は受けられる

　以前は、通常学級では個人的に特別な支援を受けることはできませんでしたが、現在は特別支援教育のもと、すべての学校で個別指導が受けられます。発達障害があることを担任の先生に伝えておけば、個別に気にかけてもらえますし、特別支援教育支援員というサポーターをつけてもらって、学習面・生活面の支援をしてもらうことも可能です。

　なお、通常学級の児童数は1クラス40人までですが、現在は、1年生の間に限り35人とされており、学校生活に慣れるまでの1年間は、学級担任の目が子どもに行き届きやすくなるような配慮がなされています。

通常学級で行われる支援

特別支援教育とは
障害のある子どもの自立や社会参加を支援するため、すべての学校で適切な指導、必要な支援を行う取り組み

通常学級においても、発達障害のある子どもに対する特別な支援・指導は行われます。ただし、特別支援学級や特別支援学校ほど手厚い支援・指導ではありません。

担任教師による配慮指導
通常の授業などにおいて、発達障害のある子どもの特性を踏まえ、特別な配慮をする

チームティーチング
担任教師と副担任教師が連携しながら指導する

個別指導
学習面や生活面でのつまずきを支援するために、必要な指導を個別に行う（補習など）

特別支援教育支援員のサポート
担任教師の補助的立場にある特別支援教育支援員が支援対象児について、生活面や学習面のサポートを行う

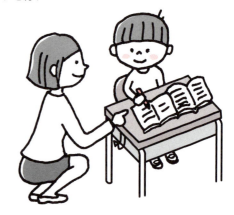

就学先に通常学級を選んでも、特別支援学級を選んでも、それぞれに特別な配慮や支援を受けることができます。子どもの「困り感」に合わせて、より適切な支援が受けられる指導形態を選択することができます。

通常学級か特別支援学級か

ADHD、学習障害、知的な遅れのない自閉症スペクトラムに関しては"軽度の障害"とされており、一般的には通常学級で過ごすことが可能だと考えられます。

しかし、子どもの特性の現れ方や、子どもを受け入れる学校環境によっては、学校生活がスムーズに送れないこともあるでしょう。そうした場合には、通常学級への在籍にこだわらないほうがよいケースもあります。本人の「困り感」がひどく、安心して学校で過ごせないようであれば、別の居場所を探してあげるべきです。無理に通常学級にとどまらせることにより、子どもの不適応が悪化し、自立を妨げることになるおそれもあります。

年度の途中で特別支援学級へ編入することは難しい場合もありますが、年度替わりに合わせて編入したり、まず通常学級に入学し、学校生活になじめるかどうかようすをみたうえで編入するというケースも少なくありません。子どもにとってベストな選択となるよう、さまざまな試みを行ってみることが大切だといえます。

 年度替わりに編入する

 通常学級でようすをみてから編入する

→ どちらがよいかは子どもに合わせて判断する

通級指導教室で行われる支援

通級指導教室とは
通常学級に在籍する障害のある子どもに対して、障害の特性や状態に応じて、必要とされる特別な指導を行うための教室。集団生活に必要なソーシャルスキルを学んだり、学習理解の遅れを補ったりする。週1～2日通うのが一般的

通常学級に在籍しながら、週に1～2日（1～8時間）、主にコミュニケーションのとり方などのソーシャルスキルを学びに通います。通級指導教室に通う日は、通常学級は欠席します。在籍している学校で受ける自校通級と、校外の教室に通う他校通級があります（下図は他校通級の場合）。

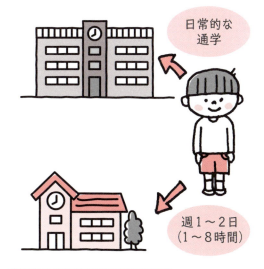

通常学級の授業に参加する／日常的な通学／週1～2日（1～8時間）／通級指導教室で個別指導やソーシャルスキルのトレーニングを受ける

5章 学校で受けられる支援

支援

思春期以降の課題と支援

思春期の心の発達

　思春期は、子どもが心身ともに劇的に発達する時期です。身体面では体が大きくなって体力もつき、精神面では自分とは何かを考えるようになり、他人と自分を比較して悩んだり、他人からどう見られているかを気にしたりするようになります。

　また、体の成長に心の発達が追いつかず、精神的に不安定になりやすいのも特徴です。自立心の芽生えから親の干渉を拒絶したり、反抗的になったりしますが、本音は不安も大きく、親に見守っていてほしい、いざというときは助けてほしいという気持ちも抱えています。

発達障害のある子の思春期

　心身の劇的な成長期であるという点ではほかの子どもと変わりませんが、心の発達面では、やや遅れがみられる場合もあります。友だちが親と距離をおくようになっていても、発達障害のある子どもは親に甘え、依存し続けることがあります。また、友だちからどう見られているかといったことをあまり意識せず、マイペースでいるために、同じ年代の仲間から敬遠されたり、からかわれたりしやすいといえます。

　ただし、こうした子どもたちにも、いずれ自立心が芽生え、自我を確立しようとする時期が訪れます。

つまずきやすい課題

1．集団への所属感

　発達障害のある子どもは人に合わせることが不得意なため、グループやクラスの一員として役割を果たしたり、みんなと同じ目標に向かって協力したり、助け合ったりすることができないことがあります。

　その結果、集団のなかで孤立したり、協調性がないことを仲間から非難されたりするといった問題が起こりやすくなります。

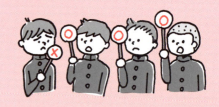

2．人間関係

　人とコミュニケーションをとることが苦手な子どもの場合、周りから理解されにくく、友だちができにくいといえます。

　また、相手の感情を読んだり、状況を把握したりすることに弱さがあるために、いじめやからかいの対象になっていることに気づかなかったり、相手がいやがっているのに接近してしまったりします。

3．自己理解

　自分の得意不得意を客観的にとらえることが苦手なために、得意なことよりも不得意なことのほうで活躍しようとする場合があります。

　また、苦手なことを周りから指摘される機会が多く、自信を失い、自己否定しやすい傾向があります。

自我が形成される思春期になると、発達障害の子どもはこれまでとは違った壁にぶつかるようになります。自らの課題や適性を正しく理解し、自己否定することなく将来に向けた夢をもてるような支援が求められます。

求められる支援とは？

協調のしかた

グループの一員として何をすればよいのかを具体的に指示したり、大勢の意見を尊重するために譲らなければならないことを場面ごとに伝えます。また、自分の判断で勝手に物事を進めるのではなく、仲間に確認したり、許可をとったりすることが必要であることも教えます。

人との距離のとり方

一人でいることを好む子に、あえて親しい友だちをつくらせる必要はありません。学校の活動で、必要となるやりとりができればよいと考えます。

一方で、気に入った人に過度にスキンシップをとろうとしたり、頻繁に電話やメールなどのやりとりを求めたりしてしまうケースでは、相手が困っていることを教え、節度あるコミュニケーションのとり方を教えます。「ひかえめに」と言っても理解できないときは、「メールは1日3回まで」というように、具体的に指示します。

自分の長所と短所の理解

自分の得意不得意は何か、苦手なことは何かを理解させるために、得意な分野でがんばったときにはおおいにほめて、高く評価します。

一方、不得意なことで自己否定を募らせないよう、苦手なことはほどほどに努力し、得意分野の能力を伸ばすほうに力を注ぐよう促しましょう。

得意なことがあれば、それが自信につながり自尊感情も養われます。また、将来の進路選択においても、自分の適性を的確に見極めることができるようになります。

> **memo　10年後を見据えた支援を**
>
> 思春期においては、いま目の前の困難を乗り越えればよいという場当たり的な対応を繰り返すのではなく、子どもの10年後、20年後を見据えた支援が必要です。大人になって困難にぶつかったとき、自分の力で解決できるよう、スキルを学び、経験を積んでおくことが求められます。

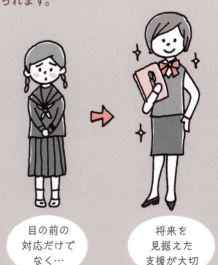

目の前の対応だけでなく… → 将来を見据えた支援が大切

支援 進路選択を考える

中高のキャリア教育が出発点

中学校・高校で行われる職業や大学・学部に関するキャリアガイダンスや、職業体験などの機会を通じ、子どもはどんな職業があるのかを知ります。そして、それを知ったうえで自分は将来どんな仕事に就きたいのか、その仕事に就くためにはどんな勉強が必要なのかを学びます。この時期の職業理解が進路を選択していくための出発点になるといえるでしょう。

社会で活躍する職業人の話を聞いて仕事にあこがれをもったり、実際に仕事に携わることでその道を志したりといった形で、将来の目標が定まります。

自分の適性を見極める

将来に夢やあこがれをもちつつも、多くの中高生は自分の向き不向きや能力を踏まえ、現実的な将来像を描くものです。

しかし、発達障害のある子どもの場合、自分の適性を踏まえずに、現実離れした夢を思い描くことも少なくありません。

たとえば、人とコミュニケーションをとることが苦手なのに、保育や介護の職で子どもたちやお年寄りから慕われる"夢"を抱いたりします。

願望と得意なことは必ずしも一致しないということを理解させ、自分の適性を見極められるように支援することが大切です。

大学進学を考えるときの留意点

まず、子ども自身が大学で学びたいことがあり、その学びが将来の職業や就労につながるというビジョンがあったうえで、大学進学を考えるべきでしょう。

将来の方向性が定まっているのであれば、進学する学部・大学も自ずと決まってきます。

最近は、発達障害のある学生に対する支援体制を整えた大学も増えています。受験校を決める前に、支援体制が整備されているかどうかを調べておくことも大切です。

また、子ども自身が特定の大学に固執する場合がありますが、通学の負担なども考え、近場の大学を選ぶことがすすめられます。

大学入試を支援する制度

発達障害のある人が「大学入試センター試験」を受験する場合、前もって医師の診断書などを提出して受験上の配慮申請を行うと、受験時に一定の配慮をしてもらえます。

配慮される事項として次のような内容があげられます。

- 試験時間の延長
- チェック回答（マークシートの塗りつぶしができない人への配慮）
- 別室の設定（音が気になり集中できない人、声を出してしまう人などへの配慮）
- 問題用紙の文字の拡大（見えにくさ、読みにくさへの配慮）　など

高校を卒業後は大学進学か就職か、進学するとすればどんな学部を選ぶのか、あるいはどんな仕事に就けばよいのかを考えなければなりません。適性を踏まえたうえで、自分に適した進路を選ぶことが求められます。

向いている仕事

　障害の特性によっては、向く仕事と向かない仕事があります。
　ただし、同じ障害であっても特性の現れ方は一人一人で異なるため、ここで取り上げる職業は参考程度にとどめてください。

ADHDに向く仕事の例
■仕事場や内容が毎日変わる仕事
■短時間集中的に取り組めばよい仕事
■関心のあることに没頭すればよい仕事
■勤務時間が比較的自由な仕事

たとえば…
- 外回りの多い営業職
- 接客業
- 研究職
- 出版物や映像の制作
- 起業家
- 芸術家　など

自閉症スペクトラムに向く仕事の例
■秀でた能力を発揮し没頭できる仕事
■単調な作業を繰り返す仕事
■自然や動物に親しむ仕事
■人とのかかわりが少ない仕事

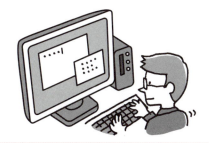

たとえば…
- コンピューターのプログラマー
- ソフト制作
- 工場のライン作業
- 農業
- 経理　など

一般就労と障害者就労

　発達障害があっても、社会適応度が高ければ一般的な就職が可能です。
　しかし、人づきあいが苦手、融通が利かない、ストレスに弱いといった特性が強いと、仕事上のつまずきが大きくなります。実際、離職と転職を繰り返してしまう人も少なくありません。こうしたケースでは、障害者手帳を取得し、障害者雇用枠を利用して就職する道も考えるべきでしょう。
　障害者雇用枠のある会社に障害者として雇用されれば、配属先や仕事内容、仕事量、勤務時間などに配慮してもらうことが可能です。

memo　就労を考えるときの留意点

　発達障害のある人の場合、入社試験や面接でもつまずきやすいといえます。たとえば、相手の気持ちがうまく読めない人では、面接官の質問に正直すぎる答えをしてしまい、雇用者の期待する意見を言えないといった問題が起こり得ます。
　入社後も、職場の人間関係でつまずいたり、仕事の段取りがうまくできなかったりして、勤務を続けることが困難になる場合があります。
　本人の発達障害の特性を理解したうえで雇用し、仕事上の適不適に配慮して業務を割りふってくれるような職場が望ましいといえます。

5章　進路選択を考える

| 支援 | 大人になってからの課題 |

職場で生じやすい課題

約束や期限を忘れてしまう
短期記憶の弱さから、約束の時間や指示などを忘れやすい

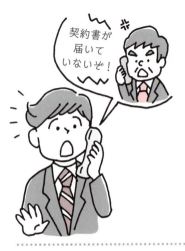

物をなくしやすい
片づけが苦手で、物の管理ができない

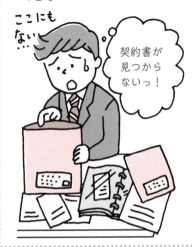

作業の段取りをつけられない
物事の優先順位を決めたり、時間配分したりすることができない

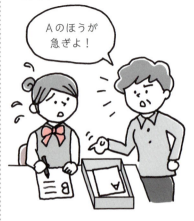

書類の作成に時間がかかる
読み書きが不得意なため、書類を読んだり作成したりするのに時間がかかる

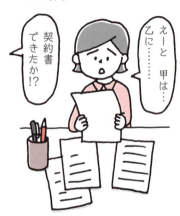

自分の判断で進めてしまう
状況判断に弱さがあり、上司に確認したり、質問したりすることができない

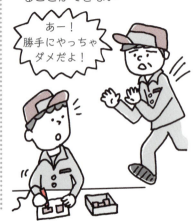

人間関係でつまずく
相手の立場や状況を考えずに行動してしまいやすい

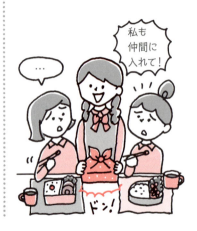

発達障害の特性そのものは大人になっても変わりませんが、社会に出て、本人の立場や置かれる環境が変わることで、子どものころにはなかった課題が生じます。大人の発達障害に起こりやすい問題やトラブルを紹介します。

家庭で生じやすい課題

家族との約束を忘れてしまう
家族間での約束や頼まれごとを忘れてしまいやすい

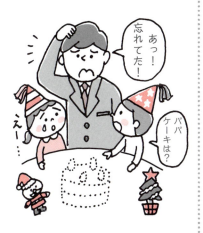

家事ができない
掃除、洗濯、食事の支度などを一定の時間にこなしていくことができない

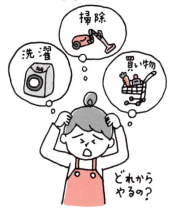

部屋を片づけられない
片づけられず室内が散らかり、物がなくなりやすい

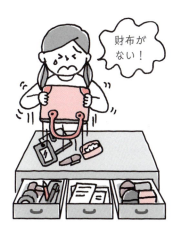

公共料金などの支払いを忘れる
忘れっぽく、家賃や公共料金の支払いがたびたび遅れる

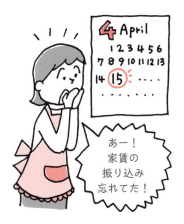

家族との衝突やケンカが多い
衝動性の高さから、家族と言い合いになり、関係がぎくしゃくしやすい

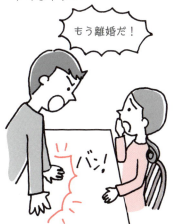

衝動買いをしてしまう
金銭管理が苦手で、クレジットカードで高価な物を衝動買いしてしまう

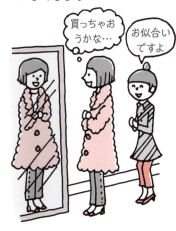

5章 大人になってからの課題

支援　大人の発達障害の問題

周囲の目が厳しくなる

子どもならできなくても大目にみてもらえていたことが、大人になると許容されにくくなり、"一人前の社会人"としてふるまうことが要求されるようになります。とくに、本人が発達障害であることを知らない人たちのなかで生活するようになると、発達障害の特性から起こる不適応行動などが理解してもらえず、苦しむことになるでしょう。

環境が変わるたびに、周りの人に自分が発達障害であることを伝えて特性をよく理解してもらい、配慮や支援をお願いする必要があります。

支援を受けにくくなる

子どものときは、状況を察して親や先生から適切なタイミングで支援を提供してもらえますが、大人になり身近な理解者・支援者が減ることで、支援を受けにくくなります。周囲の人は「大人なのだから、支援が必要なら要請すればよいではないか」と考えます。

しかし、発達障害のある人は、状況判断やコミュニケーションスキルに弱さがあるため、自発的に支援を要請できないことがあるのです。その結果、不適応行動や周りの人との摩擦を増やしてしまい、社会に適応できなくなっていくおそれがあります。

身近な理解者がいなくなる

大学進学、就職などで生活の場が変わると、身近な理解者がいなくなる可能性があります。自分の特性を理解し、支援してきてくれた親や学校の先生、友だちと距離が生まれるだけでなく、新しい環境で理解者を得ることが難しいケースもあります。

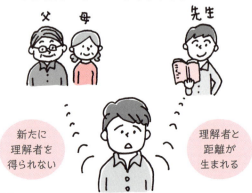

父　母　先生

新たに理解者を得られない　理解者と距離が生まれる

大きなトラブルに発展しやすい

大人になると、社会的な役割や責任を負うようになり、発達障害が原因で起こる不適応行動が、社会人としての信用や評価を落とすことになってしまいます。その結果、職場で信用を失い離職したり、再就職に失敗して失業が続いたりすることもあります。

また、家庭でのトラブルが別居や離婚をまねくケースもあります。

こうしたつまずきが積み重なると、収入が安定しなくなったり、大切な家族を失ったりして自信をなくし、ストレスを抱えながらつらい人生を歩むことになるケースも少なくありません。

子どものときとは異なって周囲の目が厳しくなり、できないことが許容されにくくなるとともに、親や先生から離れることで支援も受けにくくなってきます。また、長年のストレスによる合併症の影響がより深刻になります。

医療機関・相談先が少ない

継続的に診療している場合は、18歳（20歳）を過ぎても小児（神経）科で診療を続けることは可能です。ただ、それまで受診していた医療機関で診療してもらえないケースもあります。そのときは、大人の発達障害を診てもらえる医療機関を紹介してもらいましょう。

ただし、大人の発達障害の専門医は非常に少ないのが現実です。相談先としては、同じ障害の仲間と出会える自助グループがすすめられますが、居住地の近くで見つけられない可能性もあります。

また、各都道府県に設置されている発達障害者支援センターも、少人数のスタッフで運営されており、個別相談にきめ細かく対応することは難しいのが実情です。

大人になって気づかれるケース

子どものころから発達障害を自覚して適切な支援を受けてきた人は、自分の苦手分野への理解もあり、支援を受けるタイミングをわかっている場合が多いといえます。

しかし、大人になってから発達障害とわかったケースでは、支援を受けることに慣れていないため、周りにヘルプを出すことに躊躇してしまう場合があります。また、支援の必要性に対する認識も低く、支援を受けることを避けてしまいがちです。その結果、社会不適応が進んでしまうことがあります。

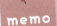

合併症が進行しやすい

大人の発達障害の場合、障害特性からくる自己否定感や周囲との軋轢が長年蓄積されてきた状態にあり、精神的なストレスも相応に積み重なっています。その結果、精神的に不安定になりやすく、不安障害やうつ病などの合併症を引き起こしやすくなっているといえます。また、無力感や挫折感が反抗心となって社会に向けられるケースでは、反抗挑戦性障害や行為障害など、反社会的な合併症を起こすことになります。

こうした合併症は、社会生活において人との摩擦や衝突が増えるほど起こりやすくなることから、大人になると悪化したり、新たな合併症を発症したりするリスクも高まります。

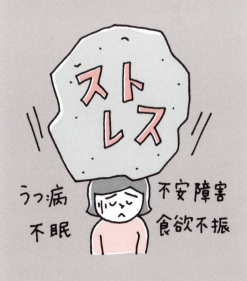

支援 ソーシャルスキルトレーニングを受ける

ソーシャルスキルとは？

「ソーシャルスキル」（社会技能）とは、社会生活を送っていくうえで必要なコミュニケーション術、生活術のことです。WHO（世界保健機関）の定義するソーシャルスキルには、意志決定、問題解決能力、効果的なコミュニケーション、対人関係スキル（自己開示、質問する能力、聴くこと）、情動への対処、ストレスへの対処などといった能力が含まれています。

ソーシャルスキルは発達過程で少しずつ身についていきますが、発達障害のある人はその習得が遅れやすく、年齢相応のスキルが身についていないことがあります。

ソーシャルスキルトレーニングとは？

「ソーシャルスキルトレーニング」とは、ソーシャルスキルが十分に身についていない人に対して行われる、スキル習得のための指導と訓練です。トレーニングを受けることで、どの場面でどのような行動をとれば周囲から受け入れられるのか（拒絶されずに済むのか）が理解でき、適時に適した行動がとれるようになります。

ただし、ソーシャルスキルトレーニングは、1回のトレーニングでスキルが身につくというものではありません。学んだスキルを日常生活のなかで応用しながら、少しずつ定着させていくものです。

なぜ必要なの？

発達障害のある人の課題は、通常の観念からすると不適当と思える態度や行動をとってしまうことによる「社会不適応」です。

たとえば、太っている人に「太っているね」と言ってしまったり、スピードが要求される作業をマイペースでゆっくりやってしまったりといった「不適応」が起こりやすいのです。

ソーシャルスキルトレーニングでは、相手を不快にさせることを言わないスキル、急ぎの作業をこなすスキルを教わって身につけます。そうしたスキルを獲得することで、生活上の「不適応」を減らすことができます。

memo トレーニングを受けられる場所

子どもの場合は、療育機関、発達専門外来のある医療機関、子育て支援センターの講習会などでも受けることができます。学校でも、特別支援学級（学校）や通級指導教室であれば、専門的な知識や技術のある先生から指導を受けることができます。

大人を対象にしたものでは、発達障害者の自助グループや支援グループなどが行っていたり、自治体の保健センターや地域活動支援センター、精神障害者支援センターなどで講習会を開いていたりします。また、一般向けのビジネスマナー講座のなかに組み込まれていることもあります。

発達障害のある人は、社会生活で必要なスキルが身につきにくく、不適当と思える態度や行動をとってしまいがちです。ソーシャルスキルトレーニングを受けて、生活上の「不適応」を減らすことが必要です。

ソーシャルスキルトレーニングの実例

子どものケース　友だちの会話に参加するためのスキル

●トレーニング前

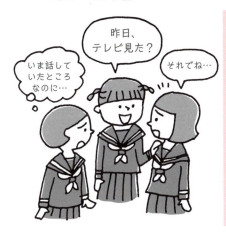

問題点
- 相手の立場や状況が考慮できていない
- 会話を遮り、割り込んでしまっている

改善点
- 状況を考え、会話に入ってよいか許可を得る
- 会話が途切れたときなど、声をかけるタイミングを考慮する

●トレーニング後

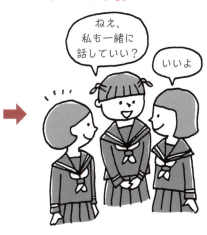

大人のケース　上司に自分の提案に賛同してもらうためのスキル

●トレーニング前

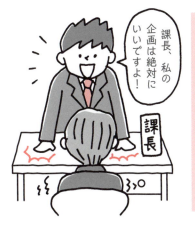

問題点
- 押しつけがましく、相手に考える余地を与えていない
- 相手の都合を考慮できていない

改善点
- 相手に考える猶予を与える言い方が望ましい
- 相手が話を聞ける状況かどうか確認してから話す

●トレーニング後

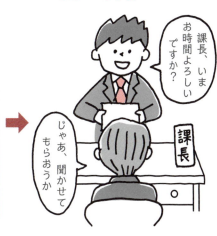

支援 ストレスをため込まない

ストレスを抱えやすい

　発達障害のある人は、障害特性による不適応行動のために失敗やミスを犯しやすく、そのために落ち込んだり人とぶつかって関係を悪くし、怒りを覚えたり、いらだったりしやすいと考えられます。

　そのような特性のため、発達障害のない人と比べてもストレスを抱えやすく、精神的に不安定になりやすいといえます。

　また、こだわりの強さから、ふつうの人が何とも感じないようなことが気になり、強い不安や緊張を覚えます。

　こうした不安や緊張が、大きなストレスとなります。

ストレスに弱い

　発達障害のある人は、状況理解に弱さがあったり、強いこだわりをもっていたりすることから、ストレスがかかったときに考え方や視点を変えて、そこからうまく逃れることができません。つまり、ストレス処理が苦手で、"ストレスに弱い"といえるのです。

　ささいなストレスをうまくかわすことができないために、心労が重なりやすく、それが大きなストレスとなって精神状態を不安定にさせます。

　精神が不安定になるとストレス耐性がさらに低下し、ますますストレスに弱くなってしまうという悪循環に陥りやすくなります。

ストレスをためると…

　ストレスが重なると、自己コントロールがさらに困難になったり、こだわりがますます強くなったりすることから、不適応行動が増えたり、ひどくなったりする傾向があります。

　その結果、さらに強いストレスがかかり、精神状態が不安定になって、不安障害やうつ病、反抗挑戦性障害や行為障害などの合併症を引き起こしやすくなります。

　合併症を予防するためにも、ふだんからストレスをためないように心がけることが大切だといえます。

発達障害の人は
ストレス処理が苦手

心労

ストレス　　　不安・緊張

精神的に
不安定になると…

合併症が起こり
やすくなる

発達障害のある人は、そうでない人と比べてストレスへの耐性が弱いことがわかっています。できるだけストレスをためないようにすることと、ストレスをうまく発散できるように自分なりの方法を見つけることが大切です。

ストレスをためないために

規則正しい生活リズムを心がける

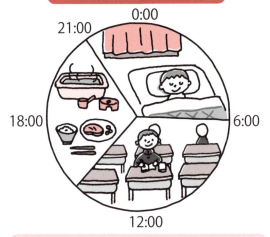

起床と就寝、食事の時間を中心に1日の生活サイクルを一定に保つよう心がける

仕事や勉強で無理をしすぎない

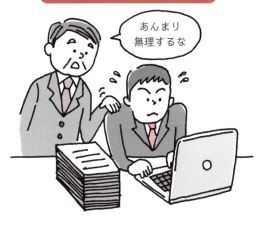

作業が到達目標に達していなくても、疲れを感じたら休養をとるようにする

1日1回は体を動かす

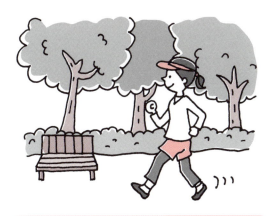

軽い運動で気分転換をする。運動が無理ならば散歩をするなど、1日1回は体を動かす

ストレス発散法を見つける

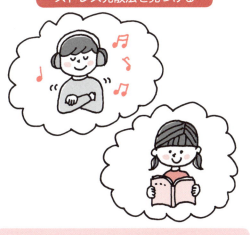

音楽を聴く、本を読む、友だちとおしゃべりをするなど、リラックスできる方法を見つける

支援 身近な理解者を得る

大人になっても支援は必要？

子どものときから身近な大人の支援を受けてきた人は、社会適応も良好で、自立にも成功しやすいといえます。そうなると、大人になってからの支援はもう必要ないのではないかと思われがちですが、仕事や家庭など異なる生活場面において、臨機応変に対応していくことが求められるなかで、新たな困難を抱えるケースがあります。

全面的な支援は必要なくなったとしても、部分的な支援、あるいは困ったときだけの支援は必要でしょう。その意味で、いつでもヘルプをお願いできる理解者がそばにいてくれることは心強いといえます。

支援を受けたくないというケース

発達障害のある人のなかには、「人の世話になるのは悪いこと」「一人でできることが良いこと」というこだわりをもっている人がいます。

そのため、困難にぶつかってもだれかに支援を求めず、自分一人の判断で物事を押し進め、好ましくない結果に至って自信を喪失したり、よけいにかたくなになって他者を拒んでしまったりすることがあります。

困ったときには必要な支援を受けるという気持ちをもつことが大切です。本人の考えがかたくななときは、周囲の人が声をかけ、アドバイスすることも求められます。

どんな理解者・支援者が必要？

基本的には、本人の生活圏にいる身近な人（家族や友人、職場の同僚や上司など）に理解者・支援者となってもらうことが望ましいといえます。また、次のような資質や性向のある人が向いていると考えられます。

理解者・支援者に向いている人
- 本人の特性をよく理解している人
- 本人の長所を認めてくれる人
- 発達障害を正しく理解している人
- 物事に寛容な人
- 喜怒哀楽が激しくなく、精神的に安定した人

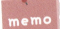

支援を受けるだけではない

理解者・支援者が発達障害のある人を一方的にサポートするという形ではなく、発達障害のある人も得意な面を生かして、理解者・支援者に協力できる関係性が理想的といえます。

ギブアンドテイクの対等な関係が成り立てば、発達障害のある人が引け目を感じることがなくなるでしょう。

たとえば、地道な作業は苦手だけれどアイデア豊富なADHDの人には、企画部門で活躍してもらい、数字に強く規範意識の高い自閉症スペクトラムの人には経理部門で役割を果たしてもらうというような、適材適所の考え方もあります。

子どものときは親や保育者、先生などといった理解者や支援者がそばにいますが、大人になるとそうした存在が見つかりにくくなります。自分の特性を理解して肯定的に接してくれる友人や、信頼のおける相談相手を見つけましょう。

職場での理解者

仕事の同僚

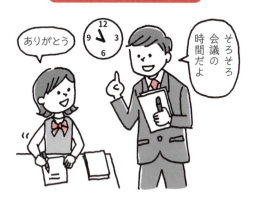

- 自分の短所を打ち明けられ、それを寛容に受け止めてくれる人
- 互いの苦手な部分を補い、協力し合える人

職場の上司

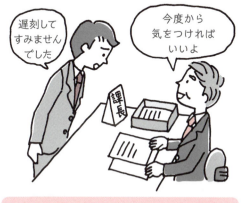

- 自分の長所を認めてくれる人
- 自分の苦手な部分を理解し、大目に見てくれる人

私的な場での理解者

配偶者

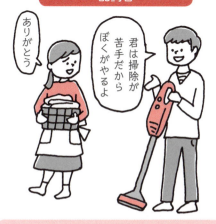

- 自分の特性（長所・短所）を理解している人
- ささいなことであれば、気にとめず軽く受け流してくれる人

友人・知人

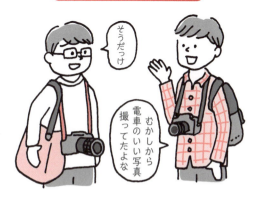

- 旧知の仲の人（そのほうが理解されやすい）
- 肯定的にかかわってくれる人

支援

自分らしい生き方を見つける

長所・短所をマネジメントする

　発達障害のある人に求められるのは、自分の特性をよく理解し、長所・短所ともにフラットに受け止めることです。発達障害のある人は短所を認めたがらなかったり、逆に深刻に受け止めすぎて自信を喪失するといったアンバランスが起こりやすいといえます。また、長所を素直に受け止められず、活躍の機会を自ら逸してしまうこともあります。こうしたマネジメントは、身近な支援者にアドバイスやサポートをもらうことが望まれます。

長所

自分の能力を過大視せずに、「私は○○が得意です」とアピールすることが重要

↓

活躍できる道を切り開くことができる

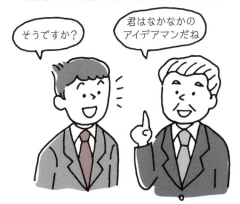

短所

卑下することなく受け入れ、「私は○○が苦手です」「支援をお願いします」と言えることが重要

↓

そのスキルがあれば、苦手をカバーできる

苦手をカバーする環境整備を

　自分の特性を踏まえたうえで、苦手な部分をカバーできるよう、職場や家庭の環境、持ち物の管理のしかたなどを工夫しましょう。

例　物をなくしやすい場合

物をできるだけ移動させないようにし、バッグの中の財布や携帯電話も極力出し入れしない

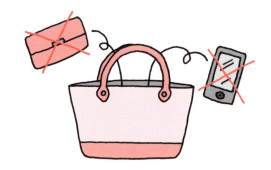

例　注意力が弱い場合

職場の机を窓や出入り口から遠い場所にしてもらう、作業時は携帯電話の電源を切るなど、よけいな刺激を減らす配慮をする

例　手順を忘れやすい場合

手元に手順表を置いて確認できるようにする

例　見通しが立てられないと不安になる場合

今日のノルマ分だけを机の上に置いて作業に取り組むようにする

例　上司に質問や報告をすることが苦手な場合

上司のほうからときどき声をかけてもらえるようにお願いしておく

うまくいかないことを嘆くのではなく、できることを見つけて自信につなげていくことが大切です。他人と比較せず、自分の個性や能力を生かして自分らしい生き方を見つけ、豊かな人生を送れるようにしましょう。

完璧を求めない

　発達障害のある人は、「こうありたい」「こうあらねばならない」と思うあまり、完璧を求めてしまいやすく、「まあ、いいか」などとやりすごすことが苦手です。

　また、ひとつのことに熱中すると、そのことで頭がいっぱいになり周りが見えなくなってしまうこともあります。その結果、仕事では成功したけれど、家庭をおろそかにしすぎて家族関係が破綻してしまうといった問題が起こるケースもあります。

　何事にものめり込みすぎないこと、完璧を求めすぎないことが、心身の健康のためにも大切だといえます。

　しかし、障害特性からくるこだわりや依存傾向を自制することは難しいといえるでしょう。身近な理解者からがんばりすぎないよう声をかけてもらったり、到達目標を修正してもらうなど、サポートしてもらうことが求められます。

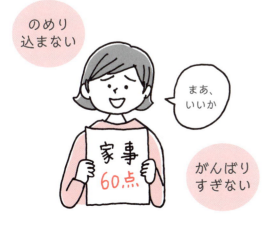

のめり込まない / まあ、いいか / がんばりすぎない / 家事 60点

"自分らしさ"を追求する

　社会生活を送るなかで失敗したり、思い通りにできなかったりしたとき、自己嫌悪に陥らないようにすることが大切です。だれにでも失敗や苦手なことはあります。それが人それぞれ違っているだけのことであり、その違いが「個性」です。発達障害のある人は、とくに、その「個性」＝"自分らしさ"を大切にすべきです。

　人と比較して自分の優劣を判断するのではなく、やりたいことや得意なことを見つけ、その分野で成果を上げることを目指しましょう。それが人生を豊かにすることにつながるのです。

memo 「支援する」ということ

　発達障害のある人を支援するとき、「なぜこんなことでつまずくのか」「なぜささいなことにこだわるのか」と戸惑うことが多いでしょう。

　しかし、彼らに人を困らせようという悪意はなく、自分でも不適応にどう対処してよいか困惑しているケースがほとんどです。支援者には、彼らを説得して改めさせるのではなく、有用なスキルを提示してサポートする姿勢が求められます。相手の人格を尊重し、できなくても否定せず、長所を認め評価しながら、彼らが自分の力で人生を切り開けるよう温かく見守ってほしいと思います。

● **著者**

榊原洋一（さかきはら・よういち）

1951年東京都生まれ。東京大学医学部卒業。東京大学医学部講師、東京大学医学部附属病院小児科医長、お茶の水女子大学理事・副学長を経て、現在、お茶の水女子大学名誉教授。医学博士。発達神経学、神経生化学を専門とし、長年、発達障害児の医療に携わる。著書に『アスペルガー症候群と学習障害』、『ササッとわかる最新「ADHD」対処法』（ともに講談社）、『図解よくわかる自閉症』『図解よくわかるADHD』『図解よくわかる発達障害の子どもたち』（すべてナツメ社）などがある。

- ● 本文デザイン　八木静香
- ● 本文DTP　有限会社ゼスト
- ● 執筆協力　石原順子
- ● イラスト　浅羽ピピ　有栖サチコ　石川元子
- ● 校正　大道寺ちはる
- ● 編集協力　本庄奈美（株式会社スリーシーズン）
- ● 編集担当　澤幡明子（ナツメ出版企画株式会社）

ナツメ社Webサイト
https://www.natsume.co.jp
書籍の最新情報（正誤情報を含む）はナツメ社Webサイトをご覧ください。

本書に関するお問い合わせは、書名・発行日・該当ページを明記の上、下記のいずれかの方法にてお送りください。電話でのお問い合わせはお受けしておりません。
・ナツメ社webサイトの問い合わせフォーム
　https://www.natsume.co.jp/contact
・FAX（03-3291-1305）
・郵送（下記、ナツメ出版企画株式会社宛て）
なお、回答までに日にちをいただく場合があります。正誤のお問い合わせ以外の書籍内容に関する解説・個別の相談は行っておりません。あらかじめご了承ください。

最新図解 発達障害の子どもたちをサポートする本

2016年12月5日　初版発行
2025年7月1日　第20刷発行

著　者	榊原洋一	©Sakakihara Youichi, 2016
発行者	田村正隆	
発行所	株式会社ナツメ社	
	東京都千代田区神田神保町1-52ナツメ社ビル1F（〒101-0051）	
	電話　03（3291）1257（代表）　　FAX　03（3291）5761	
	振替　00130-1-58661	
制　作	ナツメ出版企画株式会社	
	東京都千代田区神田神保町1-52ナツメ社ビル3F（〒101-0051）	
	電話　03（3295）3921（代表）	
印刷所	TOPPANクロレ株式会社	

ISBN978-4-8163-6129-6　　　　　　　　　　　　　　　　　　Printed in Japan

〈定価はカバーに表示してあります〉〈落丁・乱丁本はお取り替えします〉

本書の一部または全部を、著作権法で定められている範囲を超え、ナツメ出版企画株式会社に無断で複写、複製、転載、データファイル化することを禁じます。